AMA IL TUO CORPO

Scopri i segreti per reinventare la tua vita, cambiare la tua mente e migliorare il tuo corpo amandoti.

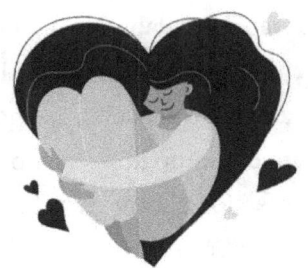

ARIANNA GORELLI
FRANCESCA TACCONI

© **Copyright 2021 - Tutti i diritti riservati.**

Il contenuto di questo libro non può essere riprodotto, duplicato o trasmesso senza il permesso scritto diretto delle autrici Arianna Gorelli e Francesca Tacconi o dell'editore.

In nessuna circostanza sarà attribuita alcuna colpa o responsabilità legale all'editore, o autore, per eventuali danni, riparazioni o perdite monetarie dovute alle informazioni contenute in questo libro. Direttamente o indirettamente.

Avviso legale:

Questo libro è protetto da copyright. Questo libro è solo per uso personale. Non è possibile modificare, distribuire, vendere, utilizzare, citare o parafrasare alcuna parte o il contenuto di questo libro, senza il consenso dell'autore o dell'editore.

Avviso di esclusione di responsabilità:

Si prega di notare che le informazioni contenute in questo documento sono solo a scopo educativo e di intrattenimento. Ogni sforzo è stato eseguito al presente accurate, aggiornate e affidabili, complete informazioni. Nessuna garanzia di alcun tipo è dichiarata o implicita. I lettori riconoscono che l'autore non si impegna a fornire consulenza legale, finanziaria, medica o professionale. Il contenuto di questo libro è stato derivato da varie fonti. Si prega di consultare un professionista autorizzato prima di provare qualsiasi tecnica descritta in questo libro.Leggendo questo documento, il lettore accetta che in nessuna circostanza l'autore è responsabile per eventuali perdite, dirette o indirette, subite a seguito dell'uso delle informazioni contenute in questo documento, inclusi, ma non limitati a, - errori, omissioni o inesattezze.

SOMMARIO

INTRODUZIONE Tutti Desideriamo Una Vita Migliore, Ma La Domanda È: Come Ci Si Arriva?......3
CAPITOLO I   Alimentazione 7
  I benefici per la salute derivanti da una dieta sana ed equilibrata 12
  I problemi più comuni che le persone hanno con il cibo e come superarli 19
CAPITOLO II   Trovare L'energia Fisica E Mentale 25
  Come rimanere fisicamente attivi 27
  Motivare te stesso a continuare ad andare avanti 32
CAPITOLO III   Guida Introduttiva 39
  Ti senti già più positivo verso te stesso? 39
  Definire gli obiettivi 40
  Obiettivo a lungo termine: raggiungere una maggiore flessibilità muscolare. 41
  Avere un piano 41
  Essere realistici 43
  Sapere come adattarti mentre procedi 44
CAPITOLO IV   Le Cose Da Fare E Da Non Fare Per Amare Il Proprio Corpo 51
  Quando incontri lo specchio cosa vedi? 51
  Assicurati di fare queste cose 55
  I "NON" DA NON EVITARE 59
CAPITOLO V   Shopping E Cucina 67
  Obiettivi 68
  Cosa ti piace fare? 77
  Appunti di Risparmio 82
CAPITOLO VI   Credi In Te Stesso Per Raggiungere I Tuoi Obiettivi 97
  Fiducia in se stessi e motivazione 100
  Allora, come sono collegati? 100
  Come migliorare la tua fiducia in te stesso 102
CAPITOLO VII   Un Giorno Nella Vita Dell'amor Proprio 109
  Un programma di esempio che promuove l'amore per se stessi 113
  Un esempio di programma alimentare per accompagnare la tua giornata 117
CONCLUSIONE   È Ora Di Iniziare A Cambiare La Tua Vita! Adesso Tocca A Te! 121
BIBLIOGRAFIA 125

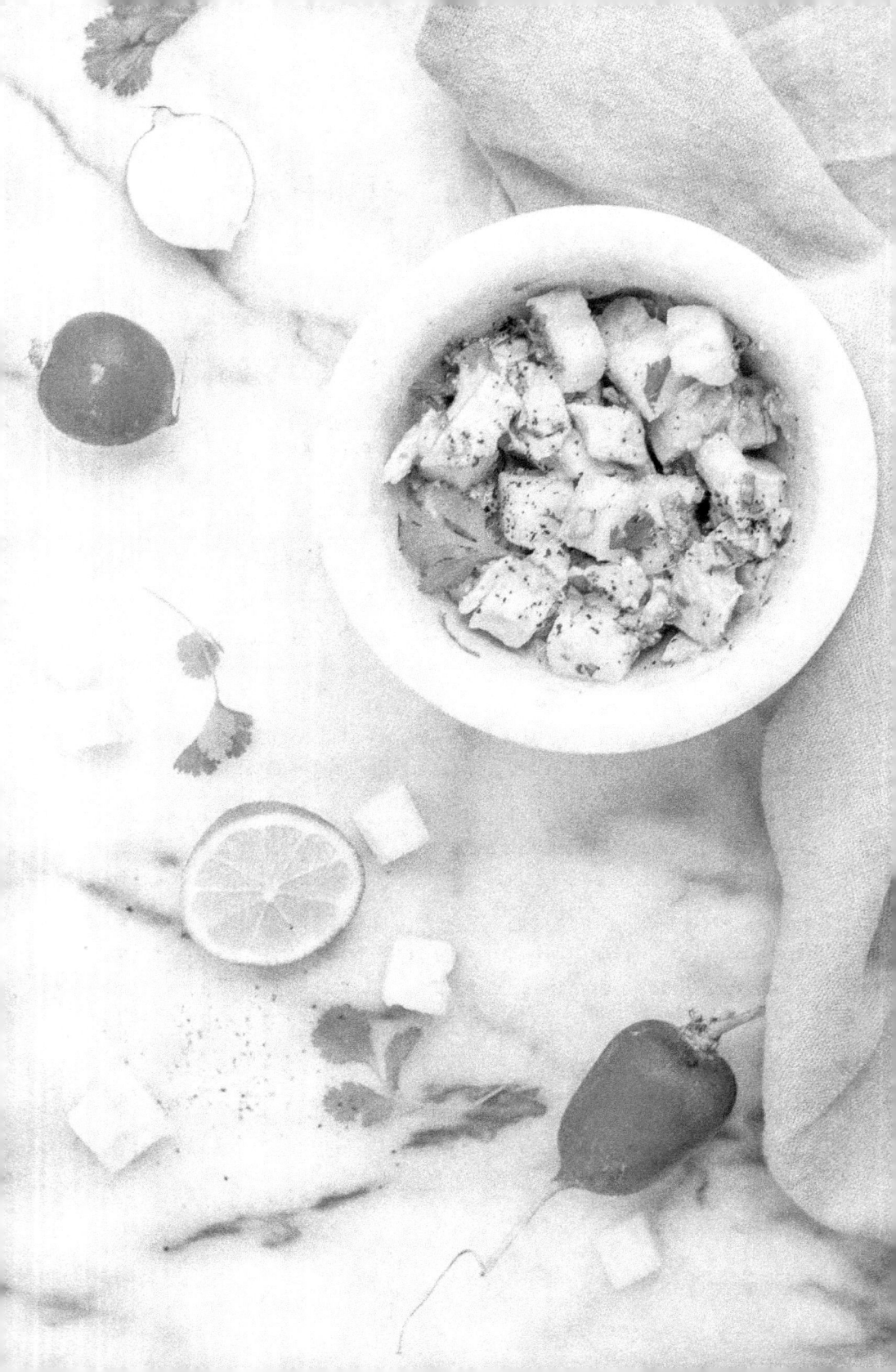

La tua guida per principianti per una vita migliore

INTRODUZIONE

Tutti desideriamo una vita migliore, ma la domanda è: come ci si arriva?

Il modo migliore per farlo è iniziare a lavorare per la vita che sogni di avere. Il fatto è che non succederà nulla se ti siedi solo a sognare ciò che potrebbe essere ma non fai davvero nulla al riguardo.

Non c'è tempo più giusto di adesso, del presente, per iniziare ad amarti di più, lavorare sodo e migliorarti partendo da dentro.

La buona notizia è che stai leggendo questo libro proprio in questo momento ed è la guida perfetta per aiutarti a trovare tutte le motivazioni per amare il corpo in cui ti trovi. Questo libro mira anche a incoraggiare ulteriori miglioramenti fisici (n.b. non significa necessariamente dimagrire), seguendo una dieta sana e imparando a prenderti cura di te stesso.

Se vuoi che la tua vita migliori, devi iniziare da qui.

A meno che tu non ti senta già felice, motivato e fiducioso, potresti trovare estremamente difficile andare dritto ai tuoi obiettivi senza avere questa stretta relazione mente-corpo.

Questo libro può essere un ottimo spunto per iniziare a migliorare la tua vita partendo da te!

Detto questo, iniziamo!

Il nostro corpo è un giardino di cui è giardiniere la nostra volontà.

~ *William Shakespear*

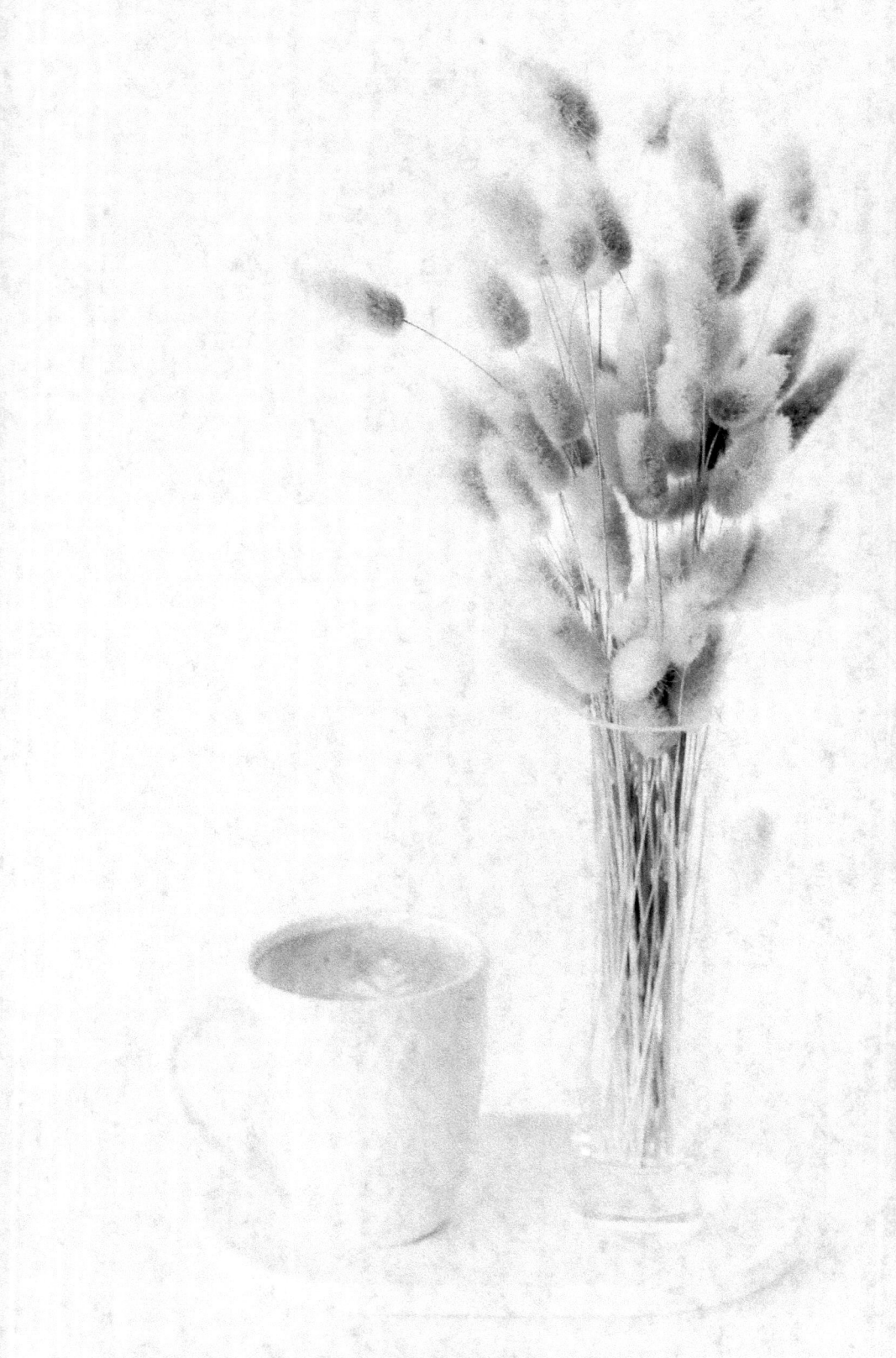

Alimentazione

CAPITOLO 1

L'importanza dell'alimentazione per la salute è innegabile. Ma che influenza può avere sulla percezione di noi stessi?

Il nostro corpo è come se fosse un motore ed il cibo il suo carburante. Prediligere un'alimentazione di qualità comporta innumerevoli benefici ed è un grande passo volto alla cura di noi stessi.

Voglio bene al mio corpo, quindi lo nutro con amore degli alimenti di cui ha bisogno.

In sostanza, un'alimentazione pulita è una dieta, un modo specifico di mangiare. Forse è meglio vederlo come uno stile di vita che aiuta a migliorare la tua salute e il tuo benessere generale. Svincolarsi dalla concezione secondo cui una dieta è esclusivamente restrittiva e fatta per perdere peso, non è facile ma è utile cambiare questa accezione perché non è così indistintamente per tutti.

Mangiare bene è consigliabile sempre e dimagrire non è un obiettivo applicabile a chiunque.

Per quanto semplice sia questa dieta, un'alimentazione pulita implica un paio di principi-chiave.

Questi principi sono in linea con i principi di base di qualsiasi alimentazione sana:

➢ Scegli cibi veri

Questo è il principio di base più comune per un'alimentazione sana.

Se vuoi iniziare a mangiare in modo pulito, devi cercare di evitare cibi raffinati o trasformati.

Opta invece per cibi veri che mangi crudi o che puoi utilizzare per creare piatti sani e gustosi.

Spesso, il motivo per cui le persone scelgono cibi confezionati è la convenienza.

A volte può andare bene, ma puoi comunque optare per alimenti che contengano prodotti naturali senza ingredienti artificiali.

➢ Mangia a scopo di nutrimento

È importante mangiare regolarmente pasti e spuntini equilibrati e sani. Assicurati che siano nutrienti e soprattutto non saltare i pasti.

Se possibile, mangia piatti cucinati in casa, sia che li cucini da solo sia che qualcun altro in casa li cucini per te.

Anche se vai al lavoro o prevedi di viaggiare, puoi portare con te pasti cucinati in casa per evitare di acquistare quelle opzioni "convenienti" ma solitamente malsane.

➢ Cerca di consumare più fonti di cibo a base vegetale

Quando scegli quali cibi mangiare, cerca di aggiungere più frutta e verdura nel tuo piatto.

Il bello delle fonti alimentari di origine vegetale è che puoi ottenere tutte le vitamine, i minerali e i nutrienti di cui hai bisogno.

Ad esempio, tutti abbiamo bisogno di proteine, giusto?

Non devi solo ottenere le tue proteine dalla carne. Esistono molte fonti alimentari vegetali che contengono proteine come: cereali integrali, lenticchie, piselli, fagioli e molto altro.

➢ Limita o evita la carne il più possibile

Sempre più studi hanno dimostrato che limitare o evitare la carne è benefico per la salute generale.

Sebbene mangiare pulito non richieda di diventare vegano o vegetariano, ridurre il consumo di carne può migliorare la tua salute.

Occasionalmente potresti mangiare carne, ma è meglio fare in modo che gli alimenti a base vegetale siano l'alimento base della tua dieta.

➢ Limita lo zucchero aggiunto

Sfortunatamente, molte persone mangiano cibi ad alto contenuto di zuccheri aggiunti e questa non è mai una buona cosa.

Se vuoi ripulire le tue abitudini alimentari, potresti voler limitare quei dolci comuni come prodotti da forno, caramelle, soda e simili.

Potresti anche voler controllare il contenuto di zucchero di tutti gli "alimenti salutari" che intendi acquistare in quanto potrebbero contenere anche zuccheri aggiunti.

Questo è il motivo per cui è meglio scegliere cibi integrali perché non dovrai preoccuparti di ingredienti nascosti.

➢ Riduci il sodio

Lo zucchero non è l'unico problema quando si tratta degli alimenti che mangiamo. La maggior parte delle persone consuma molto più sodio di quanto effettivamente necessario.

Se si desidera limitare l'assunzione di sodio, evitare gli alimenti trasformati è un passaggio importante perché questi prodotti, in genere, contengono elevate quantità di sodio.

Anche se puoi usare il sale nelle ricette per mangiare pulito, assicurati di usare questo ingrediente con parsimonia.

Aggiungilo per esaltare i sapori dei tuoi pasti, non come sapore principale del tuo cibo. Le spezie, invece, non hanno controindicazioni e rendono i cibi sempre differenti.

Lo zenzero è il mio preferito!

➤ Ripulisci il tuo stile di vita

Parte del mangiare pulito è anche l'adozione di uno stile di vita più pulito.

Oltre a mangiare i cibi giusti, dovresti anche fare abbastanza attività fisica o esercizio fisico, dormire a sufficienza ogni notte e imparare a gestire correttamente lo stress. Inoltre, connettiti con le persone nella tua vita.

Parla con loro, ridi con loro, fai una passeggiata con loro e altro ancora. Tutto ciò ti aiuterà a diventare una persona più felice, più sana e più pulita.

➤ Riguarda anche l'ambiente

Più le persone iniziano a mangiare in modo pulito, più il nostro pianeta ne trarrà beneficio.

Se più di noi consumano fonti di origine vegetale, ciò può aiutare a ridurre la domanda dell'industria zootecnica che, purtroppo, ha molti effetti negativi sull'ambiente.

Quindi, puoi pensarla in questo modo: mangiare in maniera sana non ha solo un impatto positivo sulla tua vita ma anche sul pianeta.

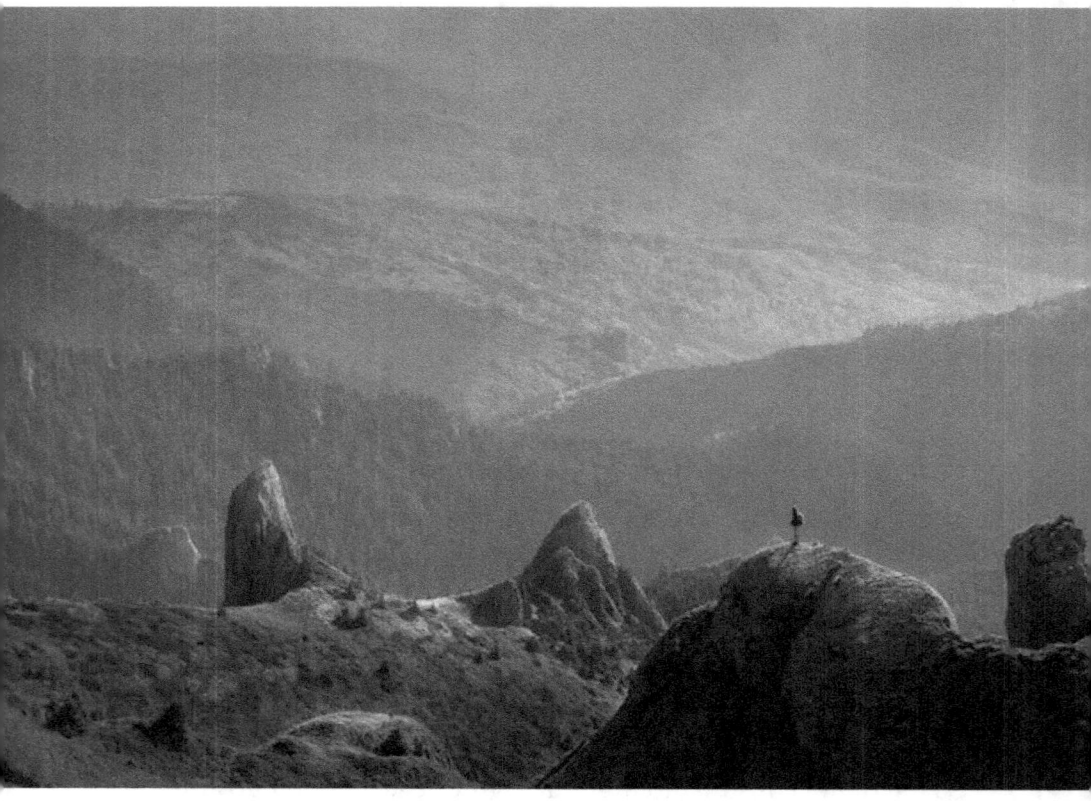

I benefici per la salute derivanti da una dieta sana ed equilibrata

Ora che ne sai di più sul mangiare pulito, concentriamoci sui vantaggi del seguire una dieta del genere. Seguire una dieta sana e pulita significa mangiare molta frutta e verdura colorata insieme a proteine magre, cereali integrali, amidi e grassi buoni. Significa anche evitare cibi che contengono elevate quantità di grassi malsani, zucchero e sale, assecondando le nostre necessità e senza sensi di colpa.

Mangiare sano comporta questi benefici:

> **Aiuta a raggiungere il peso naturale e un migliore rapporto con il cibo**

Questa è una cosa con cui molte persone sembrano lottare e sembra anche essere una delle principali frustrazioni delle persone in tutto il mondo.

Ciò può essere dovuto al fatto che il tipo di alimentazione che stai seguendo non è adatto al tuo corpo o al fatto che ti sei prefissato obiettivi molto difficili, se non impossibili, da raggiungere.

Ma facciamo chiarezza:

con *peso naturale* si intende il peso che il corpo raggiunge naturalmente attraverso un'alimentazione equilibrata e che si mantiene stabile nel tempo, oscillando in un range di 4kg. Questo valore cambia per ogni singola persona ed è influenzato principalmente da fattori genetici.

È profondamente diverso dal tanto conosciuto *peso ideale*. Quest'ultimo è determinato dal BMI (o IMC) ed è stato creato su larga scala tenendo conto di due soli fattori (peso e altezza). Propone di poter determinare lo stato salute di chiunque, senza tenere conto degli innumerevoli aspetti che caratterizzano la forma fisica di una persona. Non fa distinzione neanche tra sesso o etnia.

Tu non sei uguale ad un altro! È importante che interiorizzi questo concetto.

Se non fossero chiare la limitatezza e la inaffidabilità di un dato come il BMI, se preso come unico criterio di riferimento, apriamo una piccola parentesi su come nasce.

Il BMI (Body Mass Index) o, in italiano, IMC (Indice di Massa Corporea) nacque alla fine dell'Ottocento dal matematico belga Quetelet per i suoi studi antropometrici sulla popolazione. Il nome fu introdotto solo nel 1972 dal fisiologo Ancel Keys e l'indice fu utilizzato per fini assicurativi. È dunque un primo tentativo di valutare il benessere e l'aspettativa di vita per poter proporre un'assicurazione adeguata.

Al contrario, il peso naturale privilegia la unicità della persona ed è per questo che ne parliamo in questo libro. Non essendo determinato da calcoli statistici è importante indagare nel nostro passato o sperimentare una vera e propria riabilitazione per ripristinarlo.

Perché, quindi, poco fa abbiamo parlato di "obiettivi forse impossibili"?

Primo tra tutti perché non esistendo un peso universalmente corretto, voler raggiungere il peso ideale spesso può essere nocivo e non è detto che sia possibile per noi. Inoltre, il rapporto con il nostro corpo è fortemente influenzato dall'ambiente che ci circonda e anche i social network hanno un grande impatto sulla percezione di noi stessi (ma ne parleremo più avanti).

È più salutare che un dimagrimento non sia mai lo scopo per cui ci si avvicini ad una vita sana, bensì un'eventuale conseguenza. Una relazione serena con il cibo e con il proprio corpo è decisamente più auspicabile.

Quando segui un'alimentazione sana ed equilibrata, questa può aiutarti a raggiungere i tuoi obiettivi relativi al tuo corpo senza dimenticare l'importanza del tuo benessere mentale.

Se vuoi iniziare un piano alimentare personalizzato e adatto a te, rivolgiti ad un professionista. Prediligi, se puoi, un approccio non prescrittivo.

Ricorda, il peso non determina il tuo valore.

Ogni persona è diversa, unica, autentica e, come tale, merita rispetto ed amore. Anche tu!

➤ Riduce il rischio di sviluppare il cancro

Il consumo di troppi alimenti trasformati e raffinati può portare a diverse condizioni di salute che possono aumentare il rischio di sviluppare alcuni tipi di cancro, ma se scegli cibi integrali e sani, questo può aiutare a ridurre il rischio.

In effetti, ci sono molte fonti di cibo a base di frutta, verdura e vegetali che possono persino aiutarti a proteggerti da queste condizioni potenzialmente letali.

➤ Aiuta nella gestione del diabete

Mangiare sano consente alle persone che soffrono di diabete di gestire i propri livelli di glucosio nel sangue, mantenere livelli sani di colesterolo e pressione sanguigna e ritardare o prevenire le complicazioni che di solito accompagnano questa condizione.

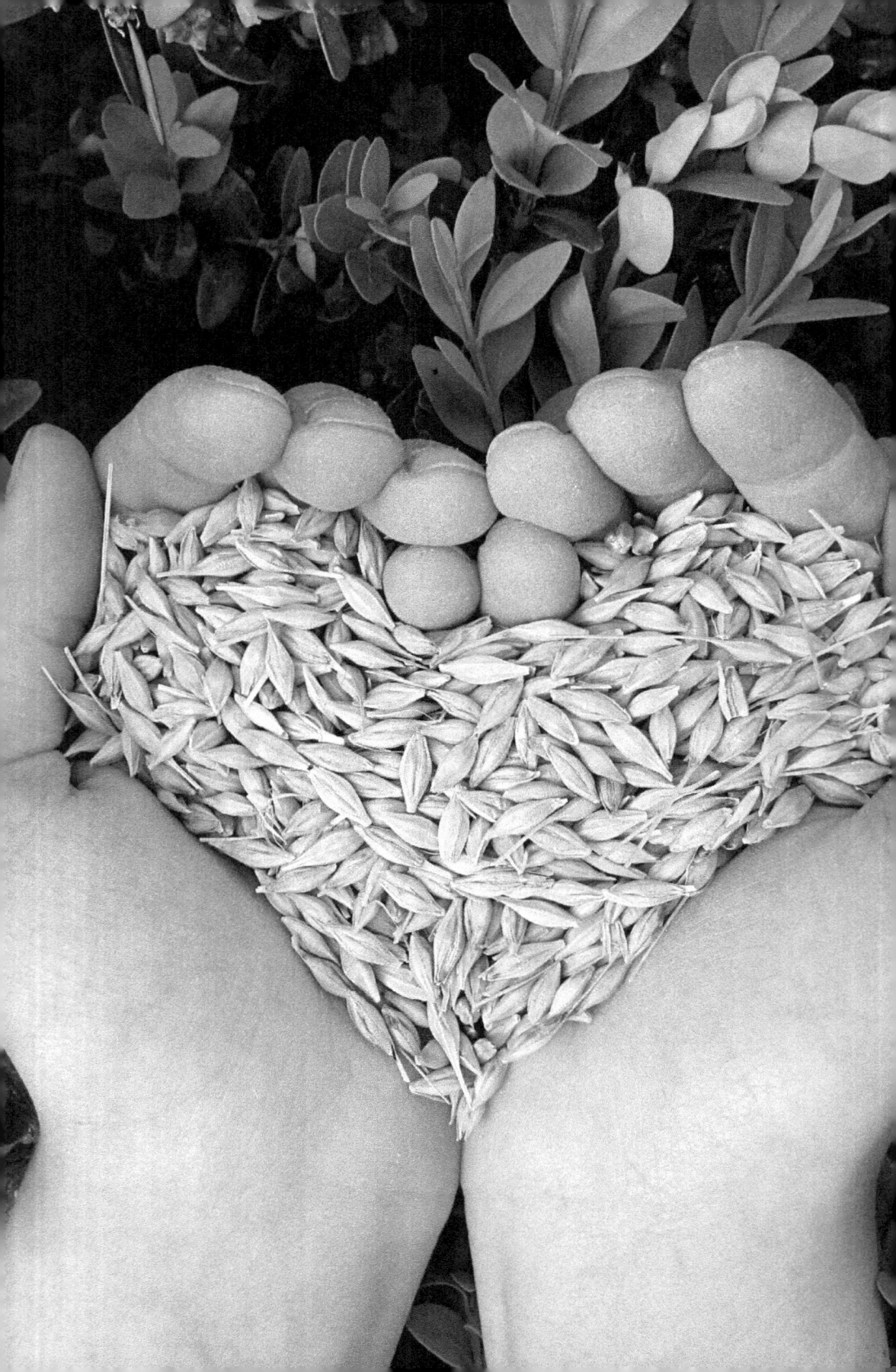

➢ Promuove la salute del cuore

Le malattie cardiache sono una condizione molto comune in tutto il mondo.

Secondo la ricerca, diversi tipi di malattie cardiache possono essere evitati apportando modifiche al tuo stile di vita, come mangiare cibi più sani e fare abbastanza esercizio o attività fisica.

Mangiare sano è la dieta perfetta per promuovere la salute del cuore.

Quindi, se hai già una malattia cardiaca o sei ad alto rischio di sviluppare la condizione, questa dieta può essere molto utile per te.

➢ Rafforza le ossa e i denti

Questo è un altro eccellente vantaggio del mangiare pulito.

Seguendo un'alimentazione equilibrata, puoi assumere ogni giorno una quantità sufficiente di nutrienti essenziali.

I nutrienti come il magnesio e il calcio si trovano comunemente nelle piante e sono essenziali per la forza dei nostri denti e delle nostre ossa.

Questi nutrienti aiutano anche a prevenire lo sviluppo di artrosi e osteoporosi più avanti nella vita.

➢ Potrebbe migliorare il tuo umore

Molti studi recenti stanno trovando una stretta relazione tra il nostro umore e la nostra dieta.

Ad esempio, le diete che hanno un alto livello glicemico possono aumentare il rischio di sviluppare i sintomi della depressione, ma se segui una dieta composta principalmente da cibi integrali, non dovrai preoccuparti di questo.

Inoltre, più la tua dieta ti fa sentire forte e in salute, più felice diventerai.

➤ Aiuta a mantenere la salute del cervello per migliorare le funzioni cognitive

Mangiare cibi sani aiuta a mantenere la salute del tuo cervello.

Questo è molto importante poiché il cervello controlla tutti i processi e le funzioni del tuo corpo.

Mangiare sano può aiutare a prevenire il declino cognitivo, quindi potresti prenderlo in considerazione se vuoi che la tua mente funzioni bene quando invecchi.

➤ Promuove la salute dell'intestino

Il nostro intestino ospita un intero ecosistema di batteri, alcuni dei quali sono buoni mentre altri sono cattivi.

Una dieta sana promuove la salute del nostro intestino poiché gli alimenti che mangi sono anche gli alimenti che nutrono i batteri buoni.

Questo aiuta a rafforzare il tuo sistema immunitario al fine di ridurre il rischio di sviluppare diversi tipi di allergie, intolleranze e malattie.

➤ Ti aiuta a dormire bene la notte, ogni notte

Seguire una dieta sana può anche aiutarti a dormire meglio ogni notte.

Il più delle volte, i nostri schemi di sonno vengono interrotti da alcuni fattori, come il consumo di alcol, lo stress e una dieta malsana.

Quando ripulisci la tua vita, sarai in grado di riposarti abbastanza per mantenerti sano e forte.

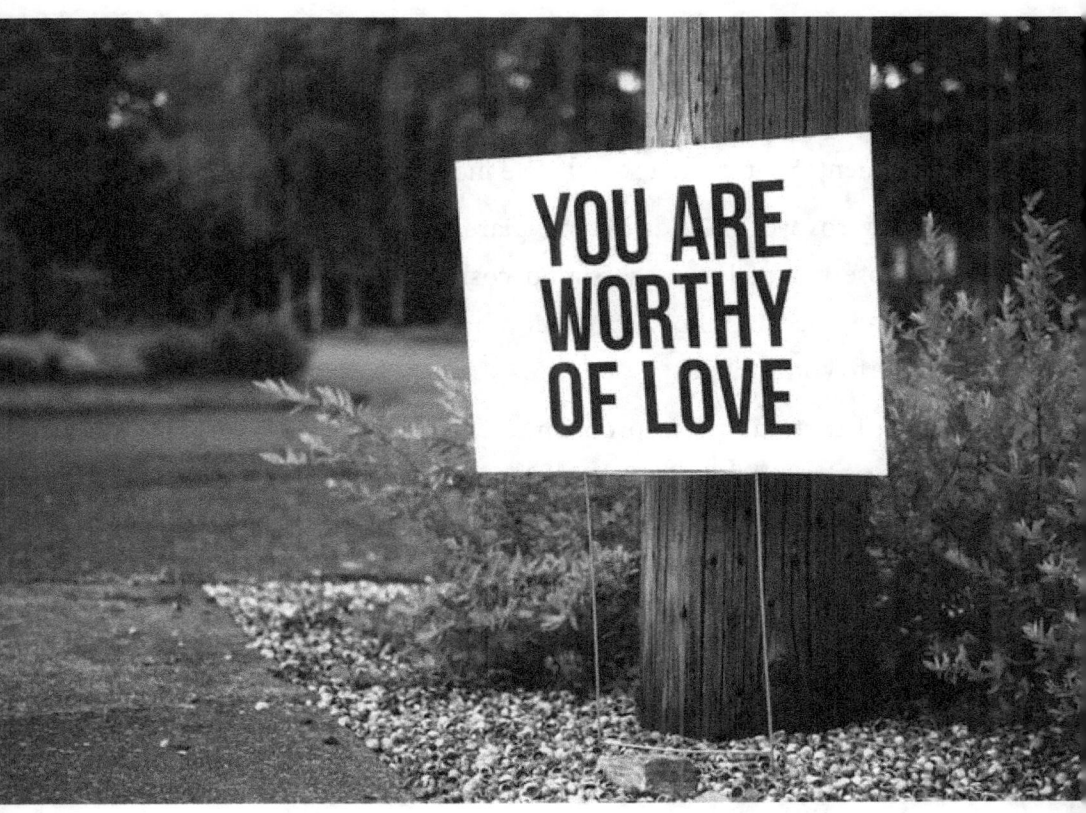

I problemi più comuni che le persone hanno con il cibo e come superarli

Sebbene il cibo sia uno dei nostri bisogni fondamentali, molti di noi lottano con esso.

In passato, le persone avevano molte meno opzioni di alimenti tra cui scegliere, quindi mangiavano cose "semplici". Attualmente ci sono infinite selezioni di prodotti freschi, cibi integrali, alimenti trasformati, cibi raffinati e altro ancora. Quindi, può essere opprimente seguire una sola dieta e mantenere i prodotti genuini.

Oltre a trovare una sfida nel mangiare cibi sani rispetto alle opzioni deliziose ma malsane che siamo così abituati a mangiare, alcune persone soccombono anche per una serie di problemi legati al rapporto con il cibo.

La cosa triste di questi problemi è che superarli può sembrare un compito impossibile, soprattutto quando non sai come farlo o da dove iniziare.

Se tutto questo ti sembra familiare, potresti soffrire di un patologia o di un disturbo alimentare. Per aiutarti a superare qualunque difficoltà con la quale tu abbia a che fare, rivolgiti ad un professionista o a un centro DCA (Disturbi del Comportamento Alimentare).

Diamo un'occhiata rapida a questi possibili disagi, purtroppo molto comuni:

> ### Anoressia nervosa

L'anoressia è uno dei disturbi alimentari più conosciuti, che interessa tipicamente il sesso femminile dopo la pubertà. I criteri diagnostici riguardano: la restrizione nell'assunzione di calorie, spesso accompagnata da un peso corporeo significativamente basso, l'intensa paura di ingrassare e l'alterazione della rappresentazione mentale del proprio corpo (dispercezione o dismorfofobia).

➤ Bulimia nervosa

La bulimia nervosa è un disturbo alimentare che si caratterizza per la presenza di abbuffate in cui vengono assunte ingenti quantità di cibo, da parte di chi ne è affetto, seguite da condotte compensatorie (ad es. vomito autoindotto, digiuno, sport eccessivo o abuso di farmaci).

➤ Binge eating disorder (BED)

Il disturbo da alimentazione incontrollata o BED è uno dei disturbi alimentari più comuni in America. Chi soffre di questo disturbo tende a ingerire grandi quantità di cibo, senza però ricorrere a condotte compensatorie. Alle abbuffate seguono vergogna e senso di colpa.

➤ Anoressia inversa/riversa o Vigoressia/Bigoressia

L'anoressia inversa è una patologia che presenta una forma di dispercezione corporea contraria a quella che si verifica nell'anoressia nervosa. I soggetti che ne soffrono sono ossessionati dalla loro immagine corporea e ricorrono ad esercizi fisici incessanti per accrescere i loro muscoli, diete iperproteiche ed abuso di sostanze come gli steroidi anabolizzanti.

➢ Ortoressia nervosa (ON)

Con ortoressia nervosa si intende l'ossessione patologica per i cibi "puri", con conseguenti limitazioni sostanziali nella dieta. Con il passare del tempo, la gamma alimentare diviene sempre più ristretta e la qualità del cibo arriva ad essere più importante dei valori morali, delle relazioni sociali, dell'attività lavorativa e della vita affettiva, minando il funzionamento globale ed il benessere dell'individuo che soffre di questa patologia.

Se pensi di aver già passato una di queste situazioni e hai bisogno di aiuto, consulta immediatamente un professionista.

Una diagnosi precoce potrebbe cambiarti profondamente ed evitare molte sofferenze.

Ho finalmente capito che essere riconoscente verso il mio corpo era la chiave per dare più amore a me stessa.

~ Oprah Winfrey

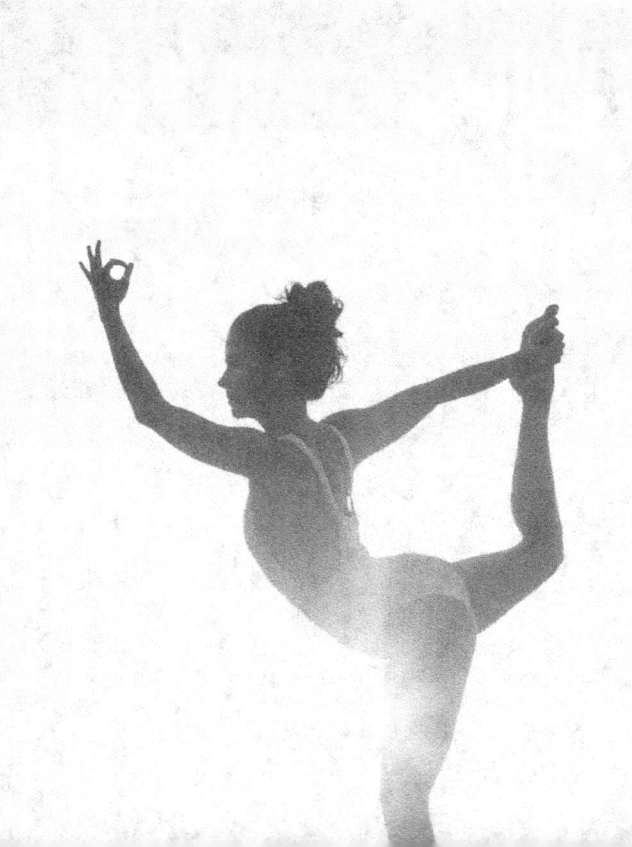

Trovare l'energia fisica e mentale

CAPITOLO II

Dopo aver ripulito la tua alimentazione e il tuo stile di vita, è tempo di trovare l'energia fisica e mentale per farti andare avanti. Se vuoi essere la versione migliore di te stesso, amarti e accettarti completamente, ci sono molte cose che devi fare.

Per acquisire l'energia di cui hai bisogno, il movimento e l'attività fisica sono fondamentali.

Gli esperti di salute affermano spesso che fare esercizio per almeno mezz'ora, cinque volte alla settimana, può già aiutarti a diventare un individuo più sano, perché più sereno, sicuro e propositivo. Ma fare esercizio regolarmente porta ulteriori benefici che vanno oltre l'avere un corpo sano: primo fra tutti, il miglioramento della tua salute mentale.

Ti assicuro che rimarrai sorpreso da ciò che avviene alla tua energia!

Diamo un'occhiata ad alcuni di questi vantaggi:

➢ I benefici fisici dell'esercizio

- Aiuta a rafforzare il corpo costruendo tono e massa muscolare.
- Aiuta ad aumentare i livelli di energia per migliorare la tua agilità e le tue prestazioni.
- Aiuta a mantenere la forma del corpo protetta poiché aumenta la forza muscolare e la flessibilità complessive.
- Aiuta a migliorare la coordinazione neuromuscolare sviluppando anche una struttura scheletrica più forte.
- Aiuta a rafforzare il sistema immunitario migliorando i processi gastrointestinali e digestivi.
- Aiuta nella gestione di diversi disturbi come ipertensione, diabete, malattie cardiovascolari e altro.
- Aiuta a ridurre il rischio di sviluppare alcuni tipi di cancro.

➢ I benefici mentali dell'esercizio

- Migliora la concentrazione e la memoria.
- Stimola la produzione di endorfine per aiutare a calmare la mente e ridurre gli effetti della depressione e dello stress.
- Migliora l'agilità mentale e la fiducia in se stessi.

- Svolge un ruolo importante nel controllo del malcontento, rendendolo così cruciale per il processo di gestione della rabbia.
- Promuove un sonno di alta qualità che è fondamentale per la salute e il normale funzionamento del cervello.

Come rimanere fisicamente attivi

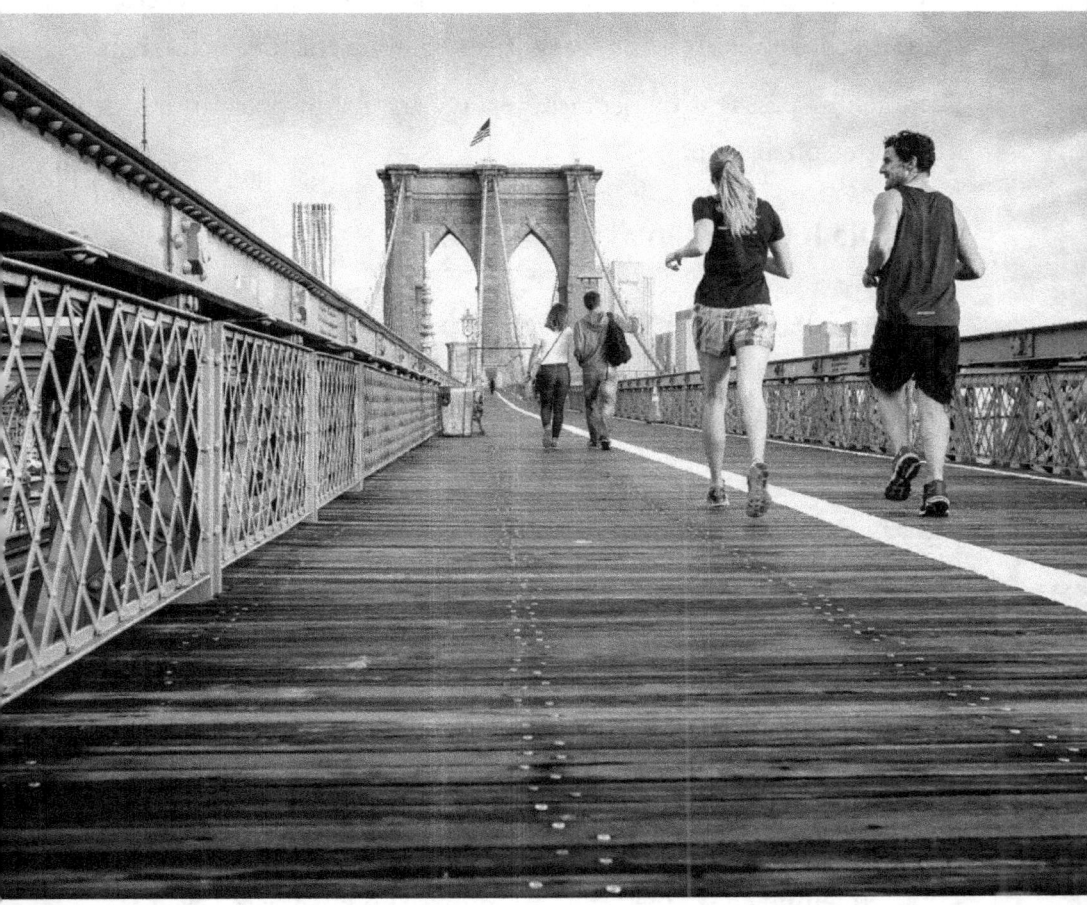

Se vuoi iniziare a far tuo uno stile di vita più sano, una delle cose migliori che puoi fare è avviare il tuo programma di fitness per assicurarti di rimanere sempre fisicamente attivo. Questo non significa necessariamente che dovresti andare in palestra e trascorrere il tuo tempo lì.

Quando si tratta di attività fisica, segui il tuo ritmo.

Il tuo corpo ti parla sempre, sei tu che dovresti imparare ad ascoltarlo e soprattutto sentirlo.

Non devi essere un atleta per fare esercizio.

In effetti, se riesci a trovare un'attività fisica che ti piace davvero e che ti fa sentire bene, c'è una maggiore possibilità che tu la mantenga.

Ecco alcuni passaggi da seguire per avviare il tuo programma di fitness personalizzato:

➢ Valuta il tuo livello di forma fisica

Pensa a te stesso in questo momento e prova a valutare il tuo livello di forma fisica. Pratichi molte attività fisiche ogni giorno o trascorri la maggior parte del tuo tempo seduto mentre lavori?

Questa è la prima cosa che devi fare.

Parte della valutazione consiste nel registrare i punteggi di fitness di base per avere un benchmark da utilizzare quando si misurano i progressi.

Per ottenere questi punteggi di base, registra quanto segue:

- La tua frequenza cardiaca a riposo.
- Il tuo battito cardiaco subito dopo aver camminato per un km e mezzo.
- Il tempo che ci metti per camminare un km a passo svelto.
- Il test della sedia: in piedi spalle al muro, con i piedi a circa mezzo metro dalla parete, scivola verso il basso fino a

formare un angolo di 90 gradi con le gambe. Quanto tempo riesci a mantenere la posizione?
- Sit up test: numero massimo di addominali in un minuto.
- La distanza che puoi raggiungere allungando il braccio in avanti mentre sei seduto sul pavimento.

➤ Progetta il tuo programma di fitness personalizzato

Dire che ti alleni quotidianamente è molto più facile che farlo effettivamente.

Se vuoi consolidare la tua determinazione, la cosa migliore da fare è elaborare un piano per il tuo programma di fitness insieme ad un professionista e soprattutto, qualunque sia la tua situazione, raccontati la verità.

Quando si progetta questo programma, ecco alcuni suggerimenti da tenere a mente:

- Pensa agli obiettivi di fitness che desideri raggiungere. Stabilire questi obiettivi e renderli chiari ti aiuta a tenere traccia dei tuoi progressi rimanendo motivato.
- Crea un programma di fitness equilibrato. Inizia lentamente e aumenta gradualmente la frequenza e l'intensità della tua attività fisica. Questo aiuta il tuo corpo ad adattarsi a questa nuova routine.
- Cerca di trovare il tempo per l'attività fisica nella tua routine quotidiana. Sebbene questo possa essere difficile, puoi controllare gli orari degli esercizi nello stesso modo in cui pianificheresti gli altri appuntamenti. Se pensi che possa aiutarti, abbina le tue attività di esercizio con quelle che ti piacciono. Ad esempio, puoi fare una passeggiata mentre

ascolti la musica, fare jogging su un tapis roulant mentre guardi i tuoi programmi preferiti e così via.

- Varia le tue attività fisiche e gli esercizi. Questo lo rende più efficace rispetto a fare la stessa cosa ripetutamente.
- Rendi il recupero parte integrante del tuo piano. Non è mai una buona idea spingere il tuo corpo troppo forte perché potresti ferirti o potresti iniziare a provare dolori e scompensi. Quando crei il tuo programma di fitness, non dimenticare di includere lo stretching, il rilassamento e il recupero.

➢ Assembla tutta l'attrezzatura di cui hai bisogno

I tipi di attrezzatura che assemblerai dipendono dai tipi di attività fisica che prevedi di incorporare nella tua routine quotidiana.

Ad esempio, se ami la corsa o la camminata sportiva, devi avere le scarpe adatte per queste attività.

Se non possiedi un buon paio di scarpe da corsa o power walking, questa è la prima cosa che devi procurarti.

Se vuoi investire in varie attrezzature per esercizi, assicurati di scegliere quelle che sono divertenti e facili da usare, oltre che pratiche.

È possibile provare le diverse attrezzature nei centri fitness prima di acquistare la propria attrezzatura per esercizi personali.

Infine, potresti anche voler scaricare una buona app per il fitness o il monitoraggio delle attività sul tuo smartphone per aiutarti con le tue attività fisiche.

Tali app sono molto utili perché puoi tenere traccia dei tuoi progressi, con la sensazione di essere sempre seguito e stimolato.

Più vedrai un miglioramento, più sarai motivato.

➢ Inizia!

Dopo tutta la pianificazione, è ora di iniziare. Ricorda che questo è qualcosa che farai a lungo termine per migliorare la tua salute fisica, emotiva e mentale.

Anche se all'inizio può sembrare difficile, continua a farlo, soprattutto se vuoi goderti tutti i vantaggi.

Ecco alcune cose da tenere a mente quando inizi il tuo nuovo programma di fitness:

- Inizia lentamente, quindi costruisci gradualmente la tua routine quando pensi di essere pronto.
- Se ti sembra di non poter gestire la routine all'inizio, interrompi le attività.
- Quando si tratta di pensare a esercizi e attività fisici, sii il più creativo possibile, in modo da renderli più divertenti e motivanti.
- Ascolta e sii consapevole del tuo corpo. Se avverti capogiri, dolore e altri sintomi insoliti, riposati per un po'.
- Non prendere troppo sul serio il tuo programma di fitness. Se ti senti come se ti stessi sforzando troppo, fai una pausa e rilassati.
- Possibilmente fai esercizio fisico ascoltando sempre la musica che ti piace, che è grande fonte d'energia.

➢ Tieni traccia dei tuoi progressi

Infine, non dimenticare di tenere traccia dei tuoi progressi.

Puoi farlo tenendo un diario di fitness, un diario digitale o utilizzando, come abbiamo detto, un'app di fitness.

Non importa come monitori i tuoi progressi; l'importante è che tu tenga sempre traccia di come stai.

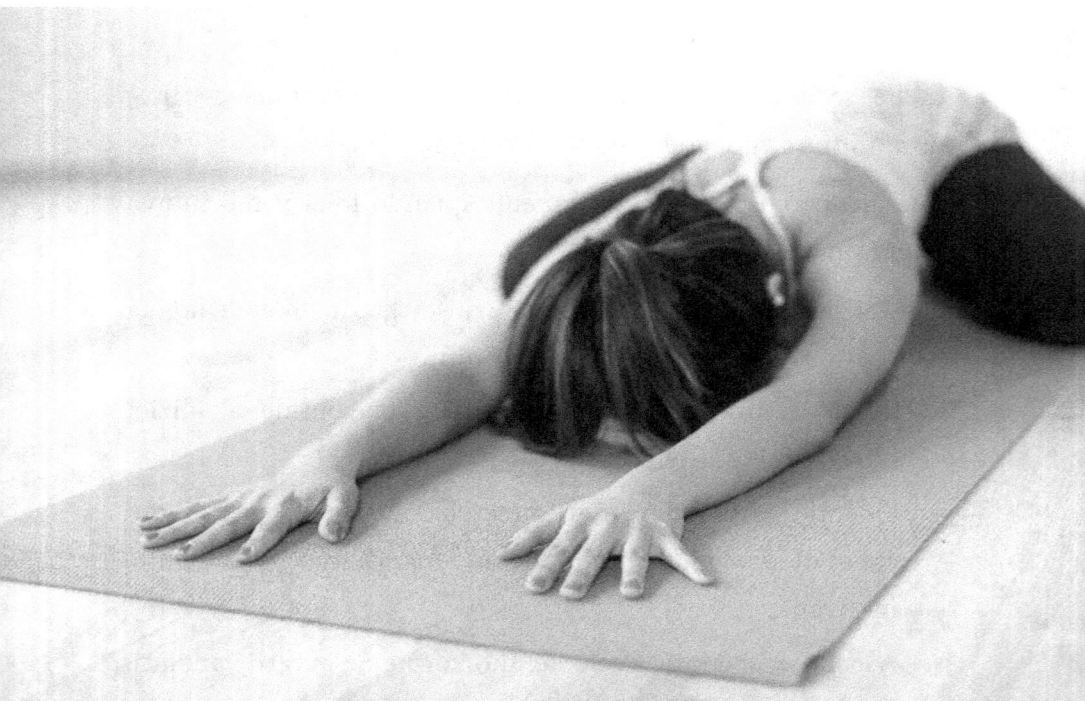

Motivare te stesso a continuare ad andare avanti

Ora che hai il tuo programma di fitness personalizzato, la prossima cosa da fare è assicurarti di rispettarlo. Spesso le persone all'inizio si sentono molto entusiaste, ma presto perdono la motivazione per andare avanti, soprattutto quando non vedono o non sentono risultati immediati. Nessuno ha detto che il cambiamento è facile. Ma se dedichi tempo e sforzi, verrà il momento in cui vedrai i frutti del tuo lavoro, e godrai di una impagabile sensazione di benessere!

Non importa quanto sei spinto a diventare più attivo fisicamente, non inizierai a sentire i benefici finché non inizi a muoverti e non impari a motivarti a continuare con ciò che hai pianificato ogni giorno.

La motivazione è una parte enorme di questo processo, ma come ti mantieni motivato?

Ecco alcuni suggerimenti utili per te:

➤ Invita qualcuno a fare questo viaggio nel fitness con te

Il più delle volte, ci sentiamo più motivati quando ci alleniamo o facciamo un'attività fisica divertente con un amico.

Allenarsi con un amico significa incoraggiarsi e supportarsi a vicenda. In tal modo potrai restare fedele ai tuoi piani finché non saranno raggiunti i tuoi obiettivi e oltre.

➤ Entra in un fitness club

Alcune persone si sentono più motivate quando fanno parte di un gruppo.

Se sei questo tipo di persona, la cosa migliore da fare è iscriverti a un corso di fitness, a un centro fitness o a un gruppo di fitness.

Questo può aiutarti a motivarti e può anche aiutarti a incontrare nuovi amici.

➤ Inizia una competizione ... con te stesso

Questo suggerimento è particolarmente utile se sei una persona competitiva.

Quando competi con te stesso, è come se stessi spingendo te stesso a migliorare ogni volta.

Naturalmente, non dimenticare di ascoltare il tuo corpo.

Potresti essere così deciso a battere il tuo record da finire per compromettere la tua salute.

Proprio come quando sei in competizione con gli altri, dovresti impegnarti in una sana competizione con te stesso.

➢ Partecipa a concorsi reali

Ci sono diversi tipi di gare di fitness a cui puoi partecipare, come le maratone ad esempio.

Di solito si tengono all'interno della comunità e sono molto divertenti!

Ancora una volta, oltre ad essere in grado di aumentare le tue attività fisiche, se parteciperai a questo tipo di competizioni sarai in grado pure di incontrare molte persone.

➢ Ascolta la musica

La musica può essere un potente motivatore.

Quando ti senti giù o pigro, prova a ad ascoltare della musica dance allegra, preferibilmente quella che ami davvero. Presto ti sentirai più energizzato.

Puoi anche accendere la TV mentre svolgi la tua attività fisica, se pensi che possa aiutarti. Puoi fare flessioni o addominali mentre guardi i tuoi programmi.

Associare il tuo esercizio a un'attività che consideri divertente rende più facile portarlo a termine.

> **Leggi le persone che hanno avuto successo**

Un'altra cosa che puoi fare per rimanere motivato è leggere alcune storie di successo stimolanti.

Se ti senti particolarmente sopraffatto o sfiduciato, vai online e cerca queste storie.

Ce ne sono molte là fuori.

Tante persone, all'inizio del loro viaggio, hanno affrontato le stesse sfide che affronterai tu. La cosa importante è la volontà di apportare un cambiamento, quindi fai tutto il possibile per mantenerti motivato.

> **Non spingerti mai**

Sebbene questo sia già stato detto, vale la pena menzionarlo di nuovo.

Vuoi migliorare la tua vita, sì, diventando più attivo fisicamente, ricorda però di non sforzarti troppo, non è la strada da percorrere.

Se inizi a provare disagio o dolore, fermati e consenti al tuo corpo di riprenderti. E quando ti concedi del tempo libero, non sentirti in colpa per questo.

Tieni presente che stai cercando di imparare ad amarti e ad accettarti di più.

Quindi, fai le cose ascoltando il tuo ritmo e questo ti farà sentire più ispirato nel lungo periodo.

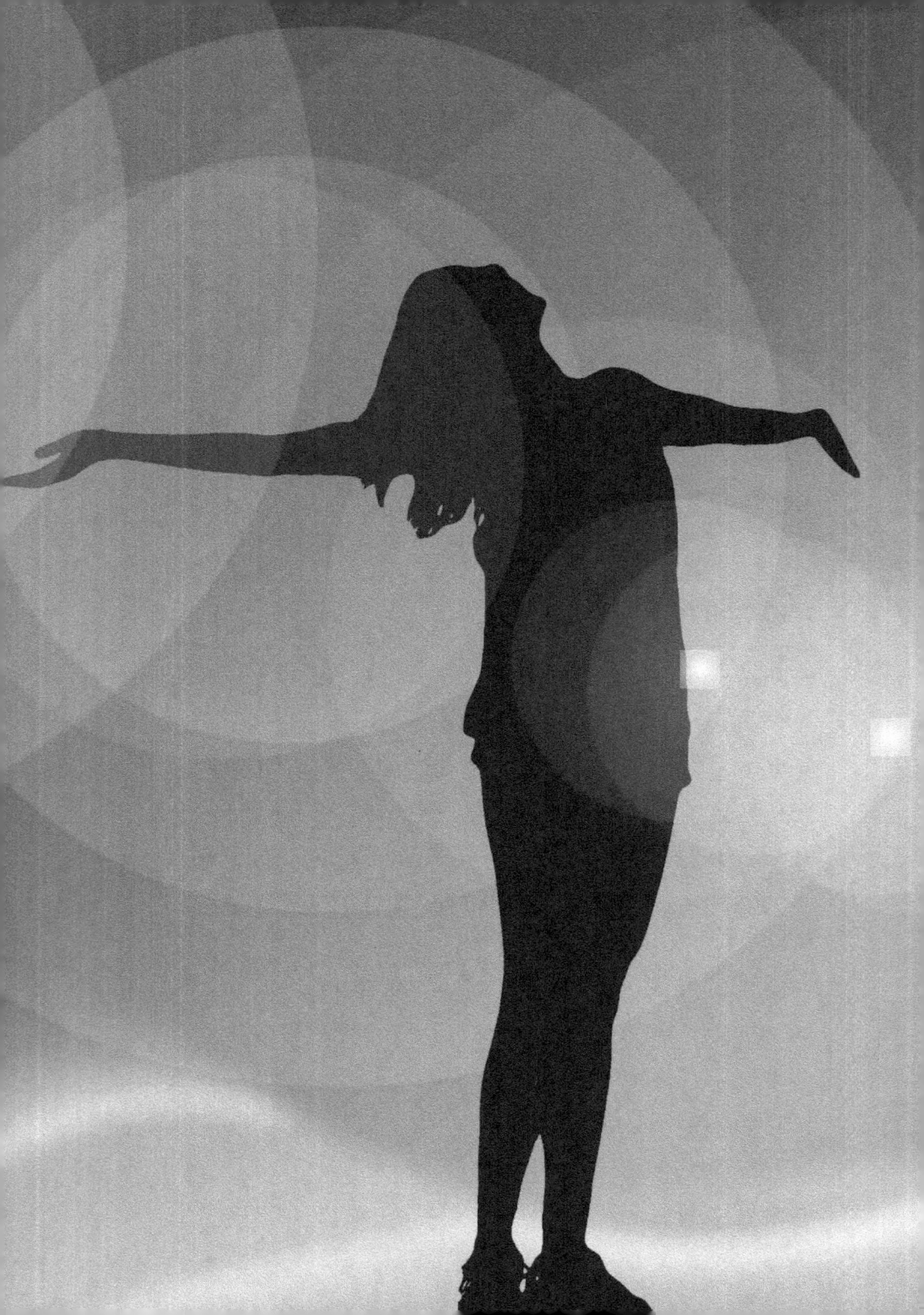

Prenditi cura del tuo corpo con costante fedeltà. L'anima deve vedere solo attraverso questi occhi, e se sono deboli, il mondo intero è annebbiato.

~Johann Wolfgang von Goethe

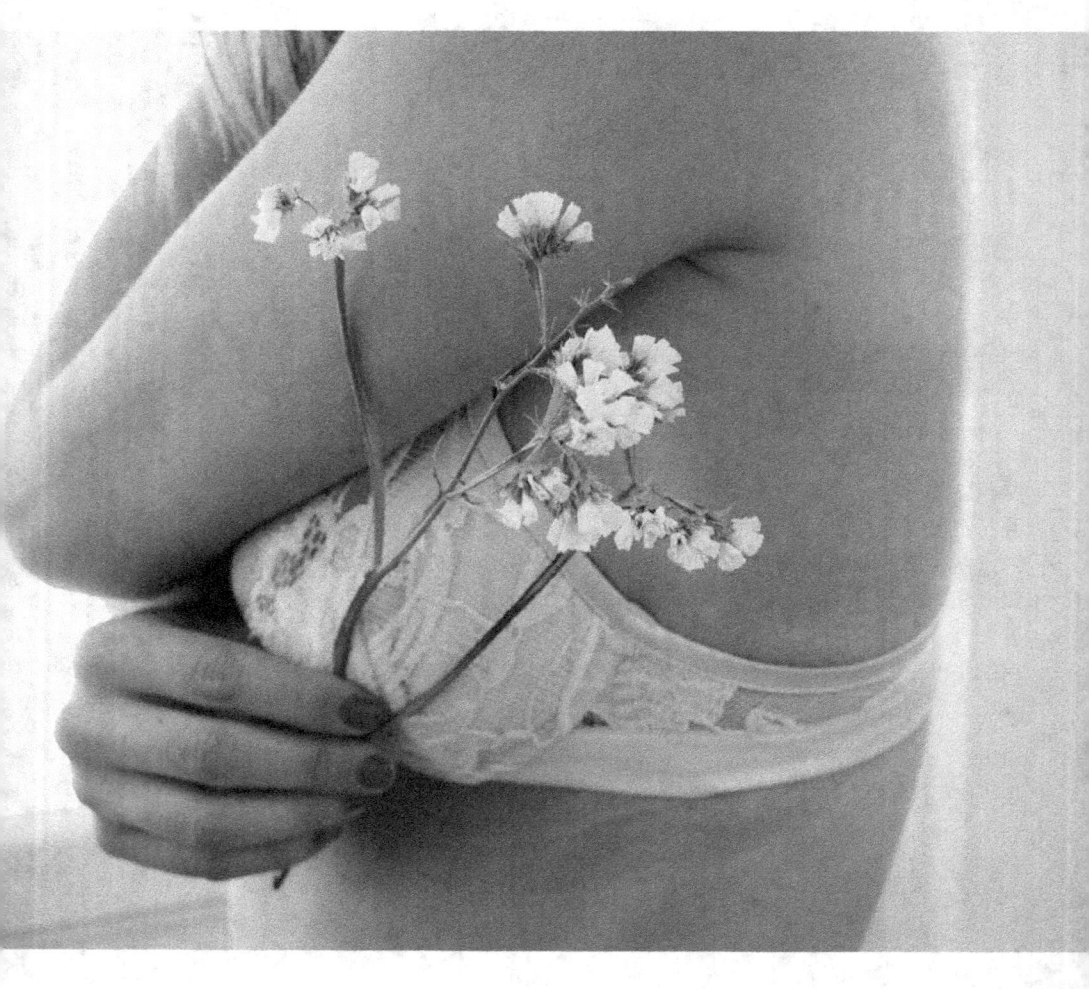

Guida introduttiva

Ti senti già più positivo verso te stesso?

In caso contrario, non preoccuparti, siamo solo all'inizio. Chiunque abbia intenzione di migliorare la propria vita deve impegnarsi, non si tratta solo di dire che vuoi che le cose migliorino, si tratta soprattutto di fare qualcosa per avviare quel cambiamento. Per alcune persone, amare se stessi non è un compito facile, soprattutto quando hanno vissuto la maggior parte della loro vita in modo negativo e non accettandosi.

La vita può essere dura ma lo spirito può fare la differenza: non puoi cambiare gli avvenimenti ma puoi decidere come viverli!

Ora, ti aiutiamo a iniziare. Sebbene tu possa non sentirti felice o soddisfatto del tuo corpo in questo momento, questo non significa che tu non possa esserlo in futuro. Per aiutarti a intraprendere la giusta direzione, elabora un piano con passaggi realizzabili e attuabili.

Per semplificarti, diamo un'occhiata ad alcuni semplici step che ti possono aiutare ad iniziare.

Definire gli obiettivi

Indipendentemente dal tipo di cambiamento che intendi apportare nella tua vita, la prima cosa che devi fare è stabilire degli obiettivi per te stesso, che siano i tuoi obiettivi. È molto difficile pensare a dei passaggi per farti amare di più il tuo corpo quando non hai obiettivi chiari e concreti davanti a te.

Non è semplice, non sarà come svegliarsi domani dicendo a te stesso "Amerò il corpo che ho!".

Certo, questo potrebbe farti sentire meglio per un po' di tempo, ma prima o poi la realtà entrerà in gioco e se sei spesso preso dal dimenticarti di te stesso, dovendo affrontare tutto il resto che accade nella tua vita, dimenticherai quello che ti sei detto e ogni volta che si presenterà una situazione difficile, tornerai subito al modo di vedere, sentire e pensare precedente.

Stabilire degli obiettivi ti semplifica la pianificazione di ciò che desideri raggiungere, pensare ai passaggi attraverso cui arrivarci è il secondo step. La parte migliore è che non devi nemmeno pensare a obiettivi enormi o difficili! È un dato di fatto, è molto più efficace trovare un obiettivo a lungo termine e alcuni obiettivi a breve termine per mantenerti motivato lungo la strada.

Per illustrarlo meglio, ecco un esempio:

Diciamo che ti senti poco flessibile e vorresti cambiare questa tua condizione. In questo caso, puoi creare un elenco di obiettivi, ad esempio:

Obiettivo a lungo termine: raggiungere una maggiore flessibilità muscolare.

> **Obiettivi a breve termine:**

- Chiedi aiuto a un professionista.
- Scopri i diversi tipi di esercizi che possono aiutarti.
- Prepara un piano di fitness.
- Documentati online e sulle riviste.
- Guarda video tutorial per aiutarti.

Questi sono solo alcuni esempi di obiettivi che puoi prefiggerti.

Come puoi vedere, avresti un obiettivo a lungo termine e una serie di obiettivi a breve termine che ti aiuteranno a muoverti gradualmente verso il tuo obiettivo principale.

Crea un tuo elenco e usalo per il passaggio successivo.

Avere un piano

Dopo aver deciso i tuoi obiettivi, è il momento di elaborare un piano per raggiungerli. Questo è un modo efficace per avere una guida per ciò che devi fare. Ogni volta che ti senti sopraffatto, confuso o perso, tutto ciò che devi fare è tornare al piano che hai fatto e vedere cosa viene dopo.

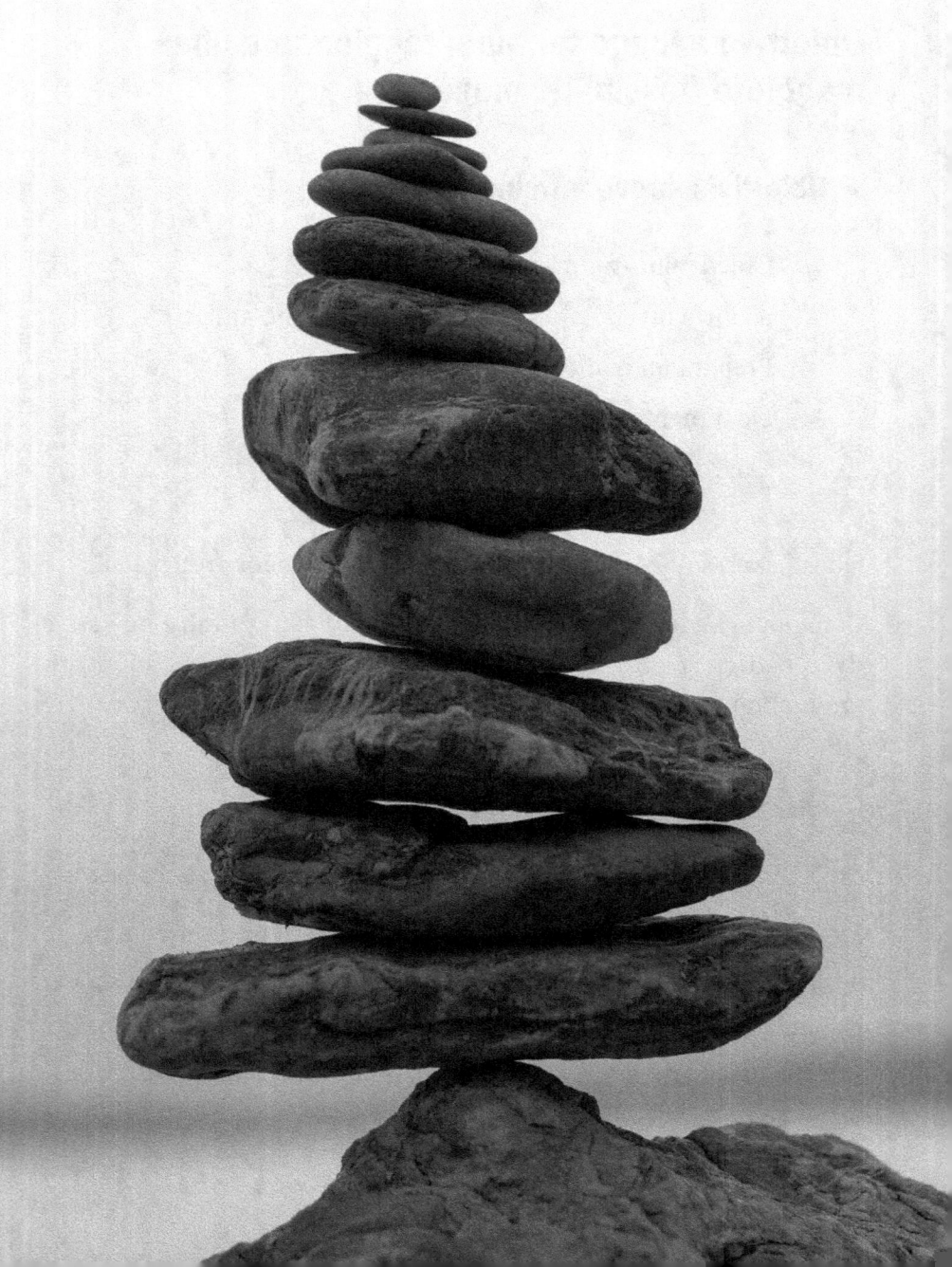

Sebbene ad alcune persone non piaccia fare progetti, questo è in realtà un modo molto utile per assicurarsi di raggiungere gli obiettivi prefissati. Prenditi del tempo per riflettere su questi obiettivi e pensa a come sarai in grado di raggiungerli. Non devi trattare questo passaggio come un lavoro ingrato o qualcosa di troppo difficile. Dato che sarai tu a pensare ai vari step, puoi renderli semplici o complessi come desideri, saranno i <u>tuoi</u> passaggi e saranno i <u>tuoi</u> obiettivi.

Più semplici sono i tuoi obiettivi a breve termine, più facilmente sarai in grado di raggiungerli.

Questo è importante, soprattutto all'inizio, poiché ti manterrà motivato a passare alla fase successiva fino a quando non avrai finalmente raggiunto il tuo obiettivo principale.

Essere realistici

Dal momento in cui decidi di intraprendere un viaggio per diventare più amorevole e più felice con il tuo corpo, devi sempre ricordarti di essere realistico. Non c'è niente di più scoraggiante che cercare di raggiungere obiettivi idealistici o poco pratici e soprattutto ti farai del male, allontanandoti dall'obiettivo più importante: l'amore per te stesso e per l'involucro che ti accompagna.

Non ti sei già fatto troppo male, imponendoti diete improponibili, che ti hanno catapultato nell'effetto yo-yo e restituito con gli interessi i chili persi, con il solo risultato di deludere te stesso e le tue aspettative? Questo succede perché semplicemente questo tipo di diete-catene non erano giuste per te.

Stabilire tali obiettivi sarebbe come prepararti a fallire, quindi potresti voler ripensare alla tua strategia.

Essere realistici è facile. Tutto quello che devi fare è pensare a cosa vuoi e cosa puoi fare al riguardo. Se non ami il tuo corpo, rifletti sul perché. Sei davvero infelice o ti senti semplicemente scoraggiato ogni volta che cerchi di confrontarti con altre persone? Sei infelice perché la tua taglia non ti permette di essere leggero o agile come vorresti? Sei infelice perché vorresti prendere quei kg con cui combatti da anni? Sei infelice perché ti senti sempre fisicamente stanco e debole? O sei infelice perché non ti rispecchi negli ideali socialmente accettati? Il tuo corpo ha davvero qualcosa che non va?

Ci sono molte ragioni per cui le persone sono in grado di amare gli altri con tutto il cuore ma non sono in grado di darsi lo stesso grado di affetto. Qualunque sia la tua ragione, è ora di iniziare a cambiarla. Perché quando ci pensi, non sarai davvero in grado di amare gli altri completamente, a meno che non impari ad amare anche te stesso.

Tornando ad essere realistici, questo vale principalmente per gli obiettivi che ti prefiggi. Torna all'elenco degli obiettivi che hai creato e prova a determinare se sono abbastanza realistici. Pensa alle tue capacità, alle tue caratteristiche e persino al tempo che vuoi dedicare al raggiungimento di questi obiettivi.

➢ **Fatti tante domande!**

Se pensi che gli obiettivi che hai elencato siano realistici e fattibili, è fantastico! In caso contrario, potresti dover apportare alcune modifiche per renderli più facili da raggiungere.

Sapere come adattarti mentre procedi

Parlando di modifiche, questa è una parte importante dell'ultimo passaggio per iniziare. Anche se hai speso tempo e sforzi per elaborare i tuoi obiettivi e i tuoi piani per questi obiettivi, ciò non significa che siano scritti nella pietra.

Se ti capita di incontrare una sfida lungo la strada, devi anche sapere come adattarti mentre procedi.

Non c'è niente di sbagliato nelle sfide e nei fallimenti. Finché farai del tuo meglio per superarli, queste difficoltà ti renderanno più forte e più resistente. Nei casi in cui trovi difficile raggiungere uno dei tuoi obiettivi, sia a breve che a lungo termine, non scoraggiarti. Invece, prova a pensare a un modo per apportare modifiche al tuo piano o all'obiettivo che ti sei prefissato.

Forse ti sei appena posto un obiettivo che è troppo difficile da raggiungere in quel momento. In tal caso, quello che puoi fare è suddividere l'obiettivo in due o tre parti, rendendolo più facile da raggiungere. Se il problema sta in uno dei passaggi del tuo piano, aggiusta anche quello. Impara come essere flessibile quando si tratta di raggiungere i tuoi obiettivi. Finché lavori per raggiungere questi obiettivi, non importa come lo fai.

Impara a non essere intransigente, non aiuta!

Inoltre, imparare ad adattarti mentre procedi ti aiuta ad accettare di più te stesso. Invece di sentirti male o rimproverarti per non essere in grado di vincere le sfide, ti rialzerai e troverai un modo per affrontare la situazione.

Tutte le risposte sono già dentro di te, ascoltati!

In questo modo, diventerai più comprensivo ed amorevole e a poco a poco più felice anche con te stesso.

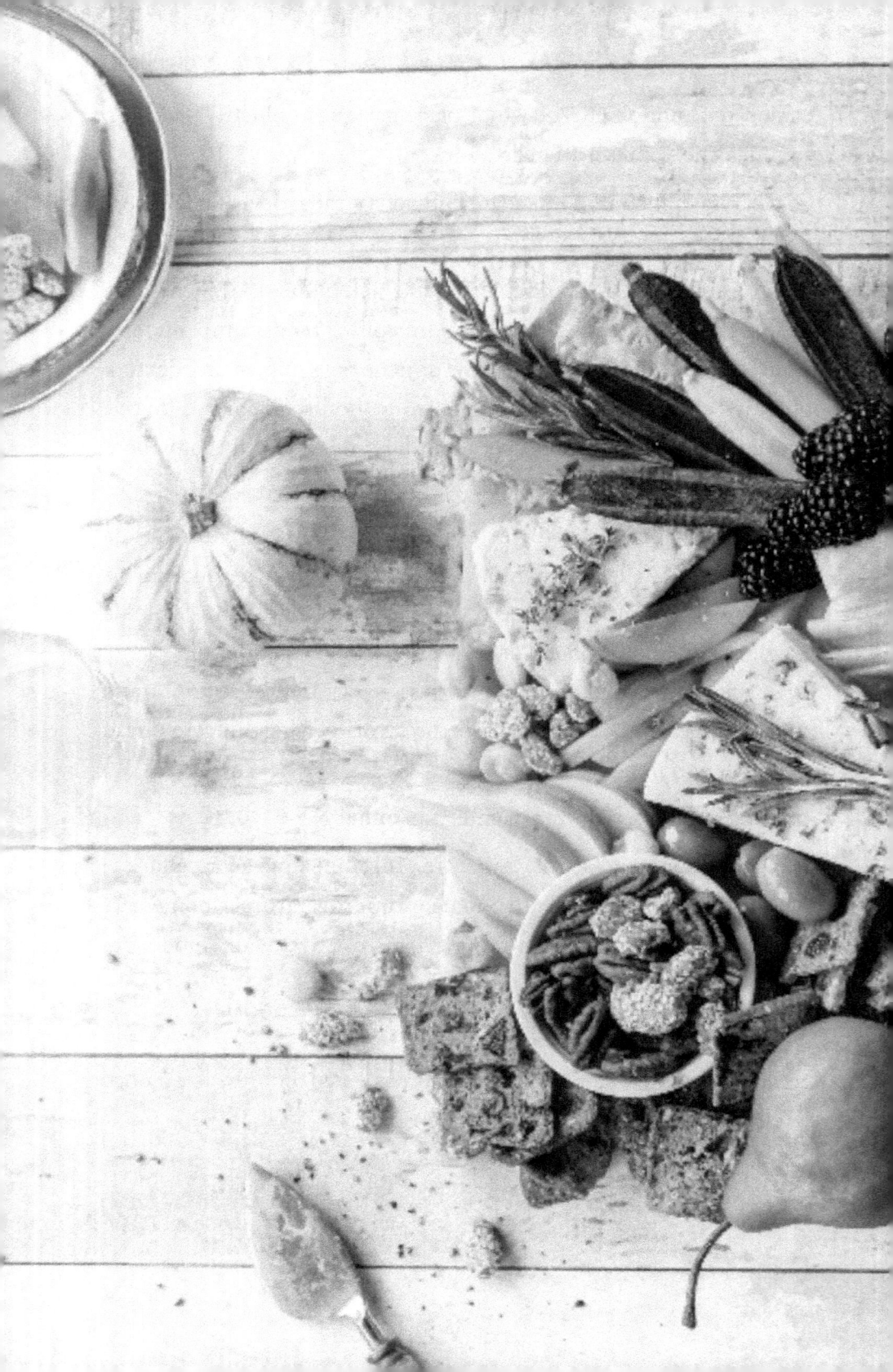

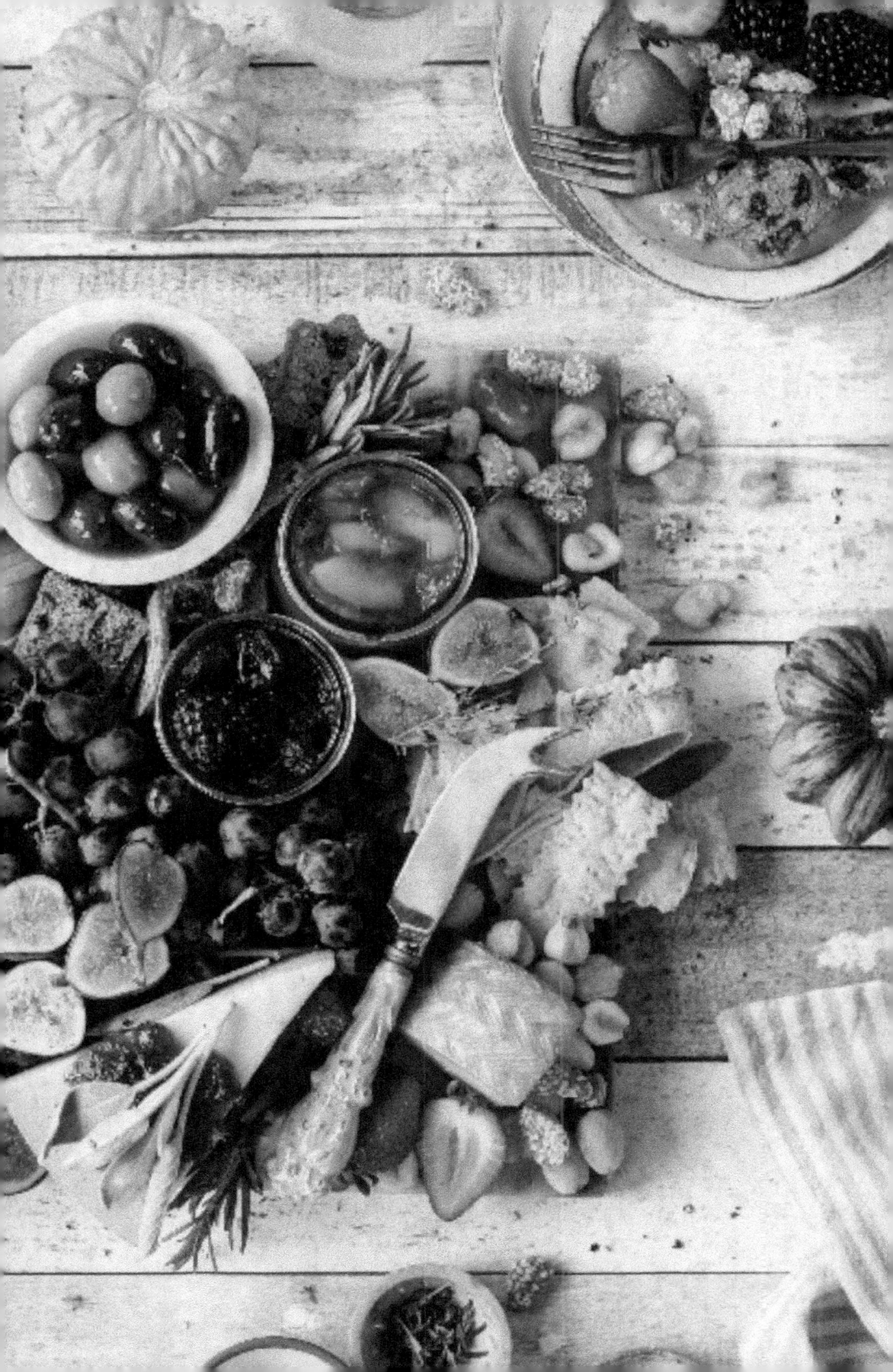

Impara a rilassarti. Il tuo corpo è prezioso, poiché ospita la tua mente e il tuo spirito. La pace interiore inizia con un corpo riposato.

~ Norman Vincent Peale

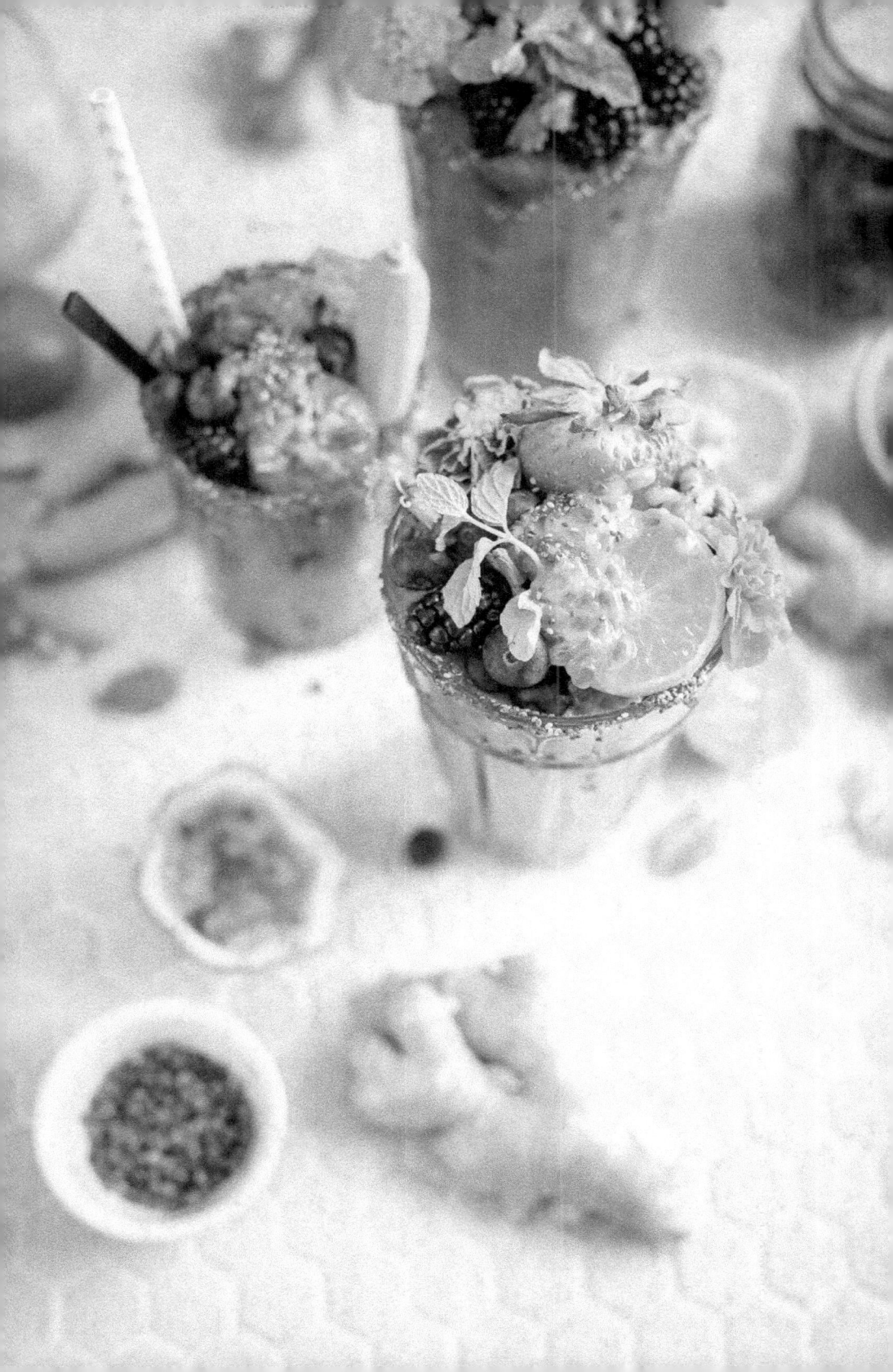

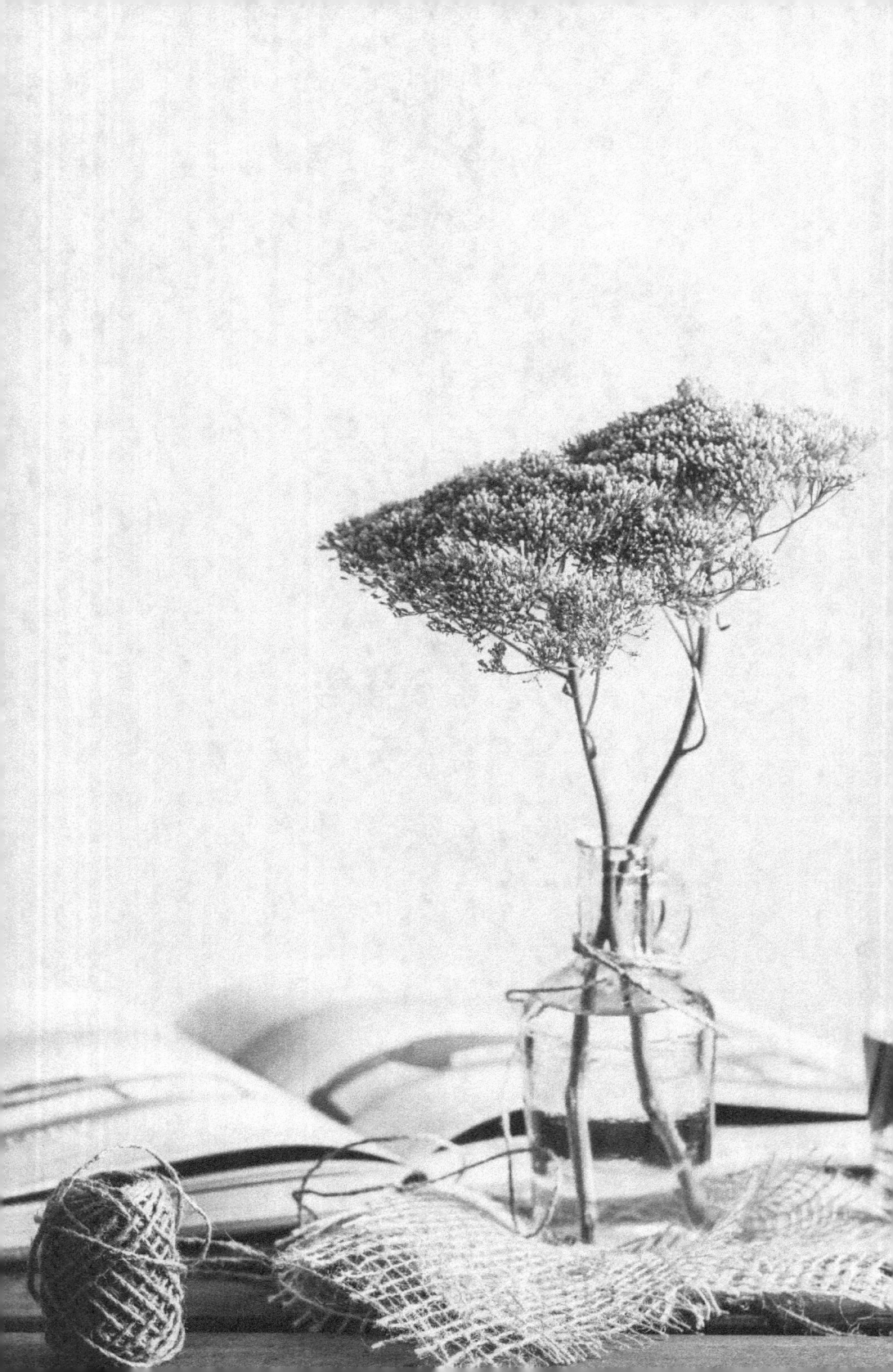

Le cose da fare e da non fare per amare il proprio corpo

CAPITOLO IV

Amare il tuo corpo non è facile, però può essere un percorso meno tortuoso sapendo cosa significa veramente e cosa comporta.

Pensa a come ti senti riguardo al tuo corpo in questo momento.

Ne sei felice? C'è qualcosa che vorresti cambiare al riguardo?

Ti senti a tuo agio con il tuo corpo?

Quando incontri lo specchio cosa vedi?

Molte persone potrebbero dire di amare il proprio corpo ma non hanno affatto autostima.

Si nascondono dietro strati di vestiti mentre chiamano questo *il loro stile*. Poi, quando sono soli e hanno la possibilità di vedere o sentire il loro corpo, provano un senso di malessere o il desiderio di qualcosa di "meglio"; soffrono nel guardarsi e soprattutto nel toccare il loro corpo; provano quella comune sensazione di disagio anche nell'abbraccio con gli altri, perché in un abbraccio l'altro entra in contatto con ciò che non accetti di te.

Adesso basta!

Se questa situazione ti suona familiare, forse non sei soddisfatto del tuo corpo.

Queste sensazioni non hanno niente a che vedere con il tuo peso o la tua taglia, anche se è da ammettere che è più difficile amarsi quando non si rientra negli standard socialmente imposti. Ma non è impossibile, perché puoi arrivare a volerti bene a prescindere da quale sia il tuo corpo di partenza (n.b. questo non significa per forza dimagrire)!

Ovviamente, non voglio dire che le persone che non rispettano l'ideale di bellezza necessariamente si odino o disprezzino il loro corpo e che le persone con corpi conformi agli standard siano necessariamente felici del corpo che hanno.

A volte, anche le persone che gli altri invidiano vogliono qualcos'altro.

L'accettazione del nostro corpo ci riguarda indistintamente.

Questo è il problema più grande quando si tratta di imparare ad amare il proprio corpo.

Non si tratta solo di ottenere il corpo "perfetto", si tratta più di accettare il corpo che hai e di sentirti a tuo agio nella tua pelle. Imparare a trattarti con cura e rispetto.

Ci sono alcune cose da fare e da non fare quando si ama il proprio corpo.

Sebbene questi siano suggerimenti generali, dovresti comunque cercare di trovare ciò che funziona per te personalmente.

Ricorda che sei unico e questo significa che ciò che potrebbe funzionare bene per qualcun altro potrebbe non funzionare per te allo stesso modo.

Pertanto, potresti dover provare alcune cose e vedere quali sono adatte a te e quali cose no, in modo da evitarle.

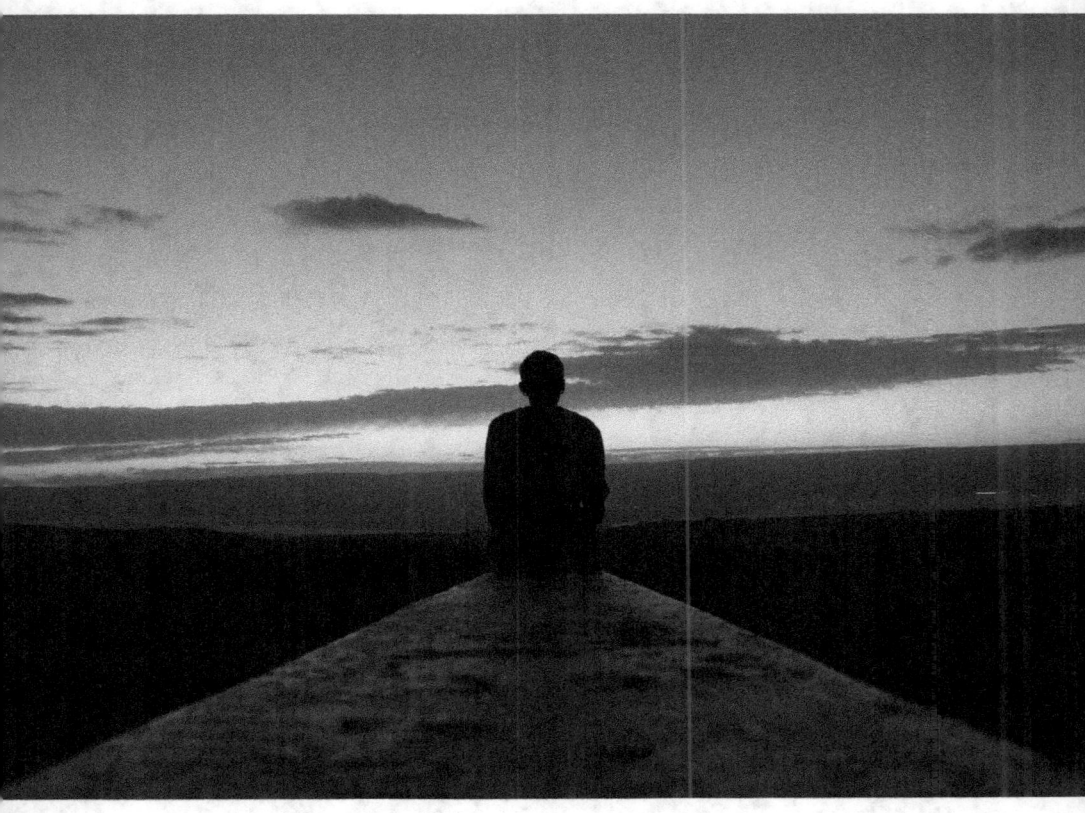

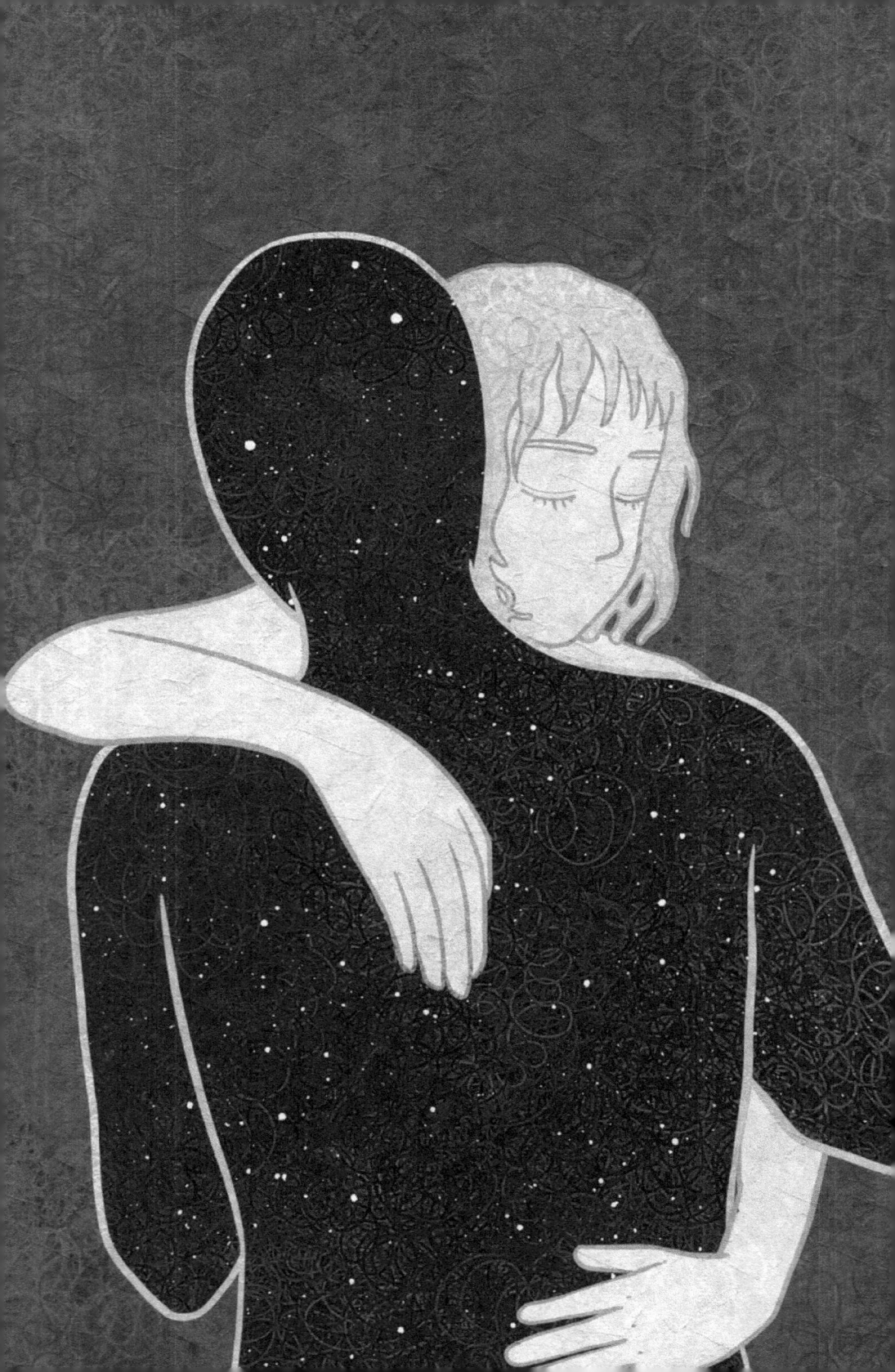

Assicurati di fare queste cose

Dovremmo tutti prenderci cura del nostro corpo ogni giorno. Non importa se sei completamente soddisfatto o se ci sono cose che vorresti cambiare, prenderti cura del tuo corpo è una parte importante dell'amare te stesso. I modi più semplici per farlo sono imparare a ridurre lo stress nella tua vita, mangiare cibi sani, fare esercizio regolarmente e fare una pausa quando necessario.

Sappiamo tutti che prendersi cura di se stessi è importante. Ma farlo non è facile per tutti. La maggior parte delle persone è troppo impegnata con gli altri aspetti della propria vita per praticare la cura di sé.

Nella vita, dopo tante corse, nel meraviglioso momento in cui ho iniziato ad ascoltarmi, tutto mi è apparso con colori diversi. Spesso la cura di sé diventa l'ultima cosa nella nostra lista di priorità, e pensare che dovrebbe essere in assoluto la prima, perché tutto parte da lì. Sfortunatamente, nel tempo, questo può iniziare a prendere una brutta piega per la tua mente e andrà a riflettersi sul tuo corpo. Ma amare te stesso significa iniziare ad ascoltarsi, l'amarsi parte dal fermarsi e prendersi cura di sé.

Ecco alcune cose che dovresti iniziare a fare come parte della tua ricerca dell'amor proprio:

> **Dormi! Un sonno adeguato come parte del tuo regime quotidiano di cura di te stesso**
>
> Il sonno è una parte essenziale della nostra vita perché ha un impatto significativo su come ci sentiamo sia fisicamente che emotivamente.

Quando non dormi abbastanza, di solito finisci per essere irritabile per l'intera giornata.

A parte questo, la mancanza di sonno può anche aumentare il rischio di sviluppare una serie di problemi di salute. Devi assicurarti di avere abbastanza ore di sonno ogni notte.

Se il tuo problema è non riuscire ad addormentarti in tempo, allora potresti voler iniziare una routine della buonanotte.

Trova dei modi per rilassarti prima di andare a letto, in modo che il tuo corpo sappia quando è ora di andare a dormire, come un bambino a te caro da educare di nuovo.

Parte dell'essere in grado di addormentarsi e rimanere addormentati per tutta la notte è imparare come affrontare e ridurre lo stress nella tua vita.

Se sei in grado di farlo, non sarai turbato da problemi che potrebbero impedirti di ottenere un buon riposo notturno.

➤ Dai la priorità a te stesso

Questo non significa che dovresti essere egoista e non dar valore alle altre persone nella tua vita.

Significa solo che dovresti iniziare a prenderti più cura di te stesso tanto quanto ti prendi cura del tuo partner, dei tuoi genitori o dei tuoi figli.

Pensaci, se ti ammali o se arrivi a un punto in cui sei così insoddisfatto di te stesso da non poter funzionare normalmente, non sei l'unico che soffrirà.

Assicurati che la cura di te stesso faccia parte della tua routine quotidiana.

E se hai bisogno di fare una pausa, fallo! Impara a scoprire, accettare ed amare il riposo. Ricordati: il riposo non è una colpa.

➢ Passa del tempo all'aria aperta

Non c'è davvero niente di più bello che prendere una boccata d'aria fresca.

Hai mai visto quanto sono felici i bambini quando giocano fuori?

Questo perché possono svolgere un'attività divertente in un ambiente che li fa sentire liberi.

Provalo prima o poi.

Fai una breve passeggiata per il quartiere, leggi un libro nel tuo cortile o fai qualcos'altro che ti rilassa nel mondo.

In questo modo potresti anche sentirti più connesso con il tuo corpo, i tuoi pensieri e le tue emozioni.

Il contatto quotidiano con la natura aiuta molto.

➢ Mangia bene e fai esercizio regolarmente

Abbiamo già esaminato l'importanza e i vantaggi di queste due cose.

Indipendentemente dal tipo di cambiamento positivo che desideri avvenga nella tua vita, sicuramente coinvolgerà sempre una dieta sana e un regolare esercizio fisico.

Questo perché fare entrambe le cose garantisce una buona salute in modo da avere la forza e la motivazione per fare tutto il resto.

➤ Non dimenticare la tua salute intestinale

Potresti non esserne consapevole, ma la salute del tuo intestino influenza il tuo benessere generale, la tua salute e la tua vitalità.

Ecco perché è importante per te assicurarti di avere sempre un intestino sano.

Un intestino felice e sano ti rende una persona felice e sana, il che ti permette di amare e apprezzare di più il tuo corpo.

➤ Organizza e pianifica

A volte i problemi nella nostra vita vengono dalla nostra mancanza di organizzazione.

Spesso ci sentiamo stressati o inadeguati perché non siamo in grado di affrontare le cose in modo organizzato.

Cerca di elaborare un piano o un modo per mettere ordine nella tua vita.

Allora potresti scoprire di avere del tempo libero per fare altre cose che ti piacciono e che ti fanno sentire bene con te stesso, caricandoti per affrontare le cose meno piacevoli.

Questi sono alcuni suggerimenti per iniziare la tua routine di auto-cura. Ci sono così tante altre cose che puoi fare che possono aiutarti ad amare di più te stesso e il tuo corpo. Proprio come con la definizione degli obiettivi e la creazione di piani, scopri quale funziona per te e continua a farlo.

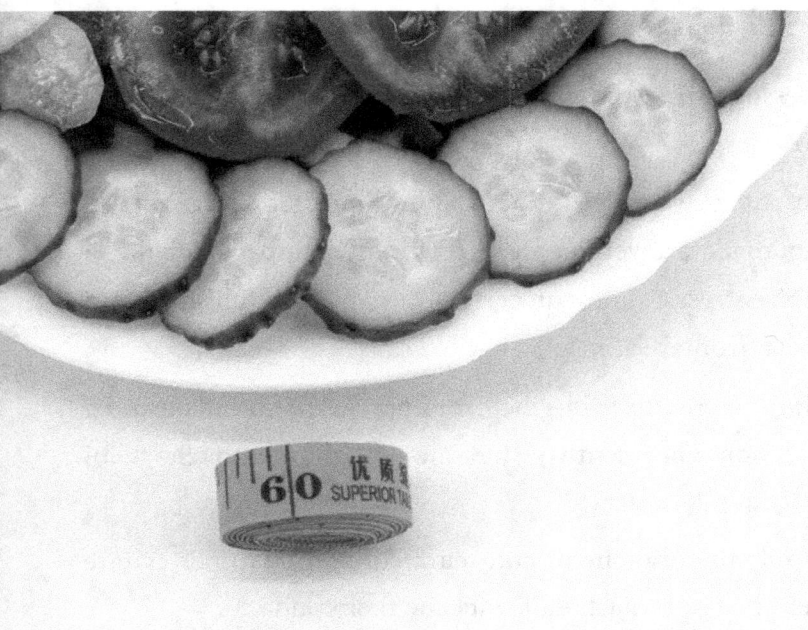

I "NON" DA NON EVITARE

Naturalmente, se ci sono cose che devi fare, ci sono anche cose che dovresti evitare. Amare il proprio corpo non significa che non ci siano limiti e che non si possa fare nulla di sbagliato. La cura di sé non deve essere impegnativa. In effetti, mettendo in atto sempre di più queste pratiche, potresti iniziare a imparare ad apprezzarle e godertele.

Assicurati solo di evitare quanto segue:

➤ **NON esagerare**

Alcune persone si concedono troppa cura di sé e questa non è una buona cosa.

Tieni presente che la vita è tutta una questione di moderazione ed equilibrio, diventare veramente riconoscenti e appagati significa anche subire stress e sfide a un certo punto ma avere gli strumenti per poterli affrontare al meglio.

Non esitare nel metterti in gioco solo perché non sei sicuro dei risultati e non vuoi sentirti stressato dal momento che vuoi "prenderti cura di te stesso".

Non usare le tue pratiche di auto-cura come motivo per evitare avvenimenti ed estraniarti dalla vita che ti circonda.

➤ **NON focalizzarti sulla bilancia o sulle calorie**

Il peso oscilla, ed è normale che sia così. Pesarsi eccessivamente può portarti a pensare che la bilancia sia il metro di valutazione per il tuo successo. Il peso non dice niente di te, non dargli tutta questa importanza!

Goditi il pasto, assaporalo e gustalo. Le calorie sono un puro valore numerico di cui non dovresti ossessionarti.

È più sano un gelato mangiato con gusto che un'insalata con senso di colpa.

➤ **NON dimenticare le basi**

Cosa ti viene in mente quando senti il termine "cura di sé"?

Per molte persone può significare andare alle terme, fare massaggi, usare prodotti di bellezza fantasiosi e simili, ma non è tutto quello che c'è.

Per amare il tuo corpo, non dimenticare mai le basi.

Rimanere in salute può essere facile come bere abbastanza acqua, circondarti di influenze positive, mangiare pasti sani ed equilibrati, dormire a sufficienza e fare esercizio fisico regolarmente.

Per quanto semplici e basilari questi passaggi siano, saranno sempre molto efficaci.

> **NON spendere troppi soldi per le tue pratiche di auto-cura**

Anche se non c'è niente di sbagliato nello spendere soldi per te stesso, non devi usare le tue pratiche di auto-cura come opzione per alimentare circoli viziosi.

Acquistare tutti i prodotti in commercio, che sostengono essere miracolosi per la risoluzione di quella zona del tuo corpo che senti problematica, non ti aiuterà nell'accettazione di te.

È giusto far qualcosa per cambiare una parte di te che non ti piace, ma ritorniamo al punto di cui sopra: non esagerare.

Ad esempio, se vedi un capo di abbigliamento carino e, quando lo provi, scopri che ti sta benissimo, se normalmente non spendi molto per i vestiti, questo è il momento perfetto per concederti il "lusso"! In questo esempio, lo shopping può essere un'azione gratificante nel percorso.

Ma questo è molto diverso dal comprare un mucchio di prodotti di bellezza pensando che rivoluzioneranno magicamente il rapporto con il tuo corpo.

Ciò non significa che tu debba limitarti, ti invito solo a riflettere e ad essere consapevole dei tuoi acquisti. Prima di spendere soldi per qualsiasi cosa, pensaci.

➤ **NON sentirti colpevole**

Se non ami il tuo corpo o se hai fatto di tutto per cambiarlo ma, nonostante ciò, non riesci a fare pace con il tuo riflesso, una delle cose più importanti da fare è toglierti di dosso il senso di fallimento e di colpa che sicuramente insorge mentre ti guardi.

Tieni bene a mente che la forma del tuo corpo non determina il tuo valore, né il tuo successo.

➤ **NON dipendere solo da ciò che ti dicono la TV o i social media**

La televisione e i social media sono sia una benedizione che una maledizione.

Attraverso queste invenzioni moderne, possiamo connetterci con il mondo in un modo che le persone in passato sognavano solo.

Attraverso la televisione, siamo in grado di imparare di più sul mondo e su cosa sta succedendo in esso.

Attraverso i social media, siamo in grado di connetterci con gli altri ed essere aggiornati sulle loro vite su scala globale.

Allo stesso tempo, sia la TV che i social media possono avere un impatto negativo sulle nostre vite, soprattutto in termini di come ci sentiamo riguardo al nostro corpo e a noi stessi.

Tutto quello che vedi in TV e sui social media sono "persone perfette" che conducono vite perfette.

A volte, ti incoraggiano anche a seguire un certo stile di vita o una certa dieta o addirittura ad acquistare determinati prodotti in modo da poter essere proprio come loro.

Realisticamente parlando, pensi che semplicemente comprare qualcosa o seguire una dieta cambierà la tua vita in un istante?

Ovviamente la risposta è no.

Ma quando ti senti infelice o vulnerabile riguardo al tuo corpo, tendi a credere a tutto ciò che vedi e senti in TV e sui social media.

Per quanto puoi, cerca di evitarlo.

Non fare affidamento esclusivamente su queste informazioni.

Fai le tue ricerche, parla con altre persone e cerca di imparare il più possibile sulle cose che vuoi fare o acquistare prima di fare una scelta.

In questo modo, sei pronto per tutte le eventuali conseguenze della tua scelta.

> **NON credere che "taglia unica" vada bene per tutti**

Tanto per i vestiti come per le scelte di vita, alimentazione o abitudini, tieni presente che ogni persona è unica e ciò che va bene per un'altra persona può non andare bene per te (e viceversa). E non c'è niente di male in questo.

Sebbene tu possa chiedere consiglio ad altre persone o leggere come puoi prenderti cura di te stesso in modo più efficace, tutto si riduce a te.

Devi decidere cosa è meglio per te, cosa ti fa sentire a tuo agio e cosa ti rende felice.

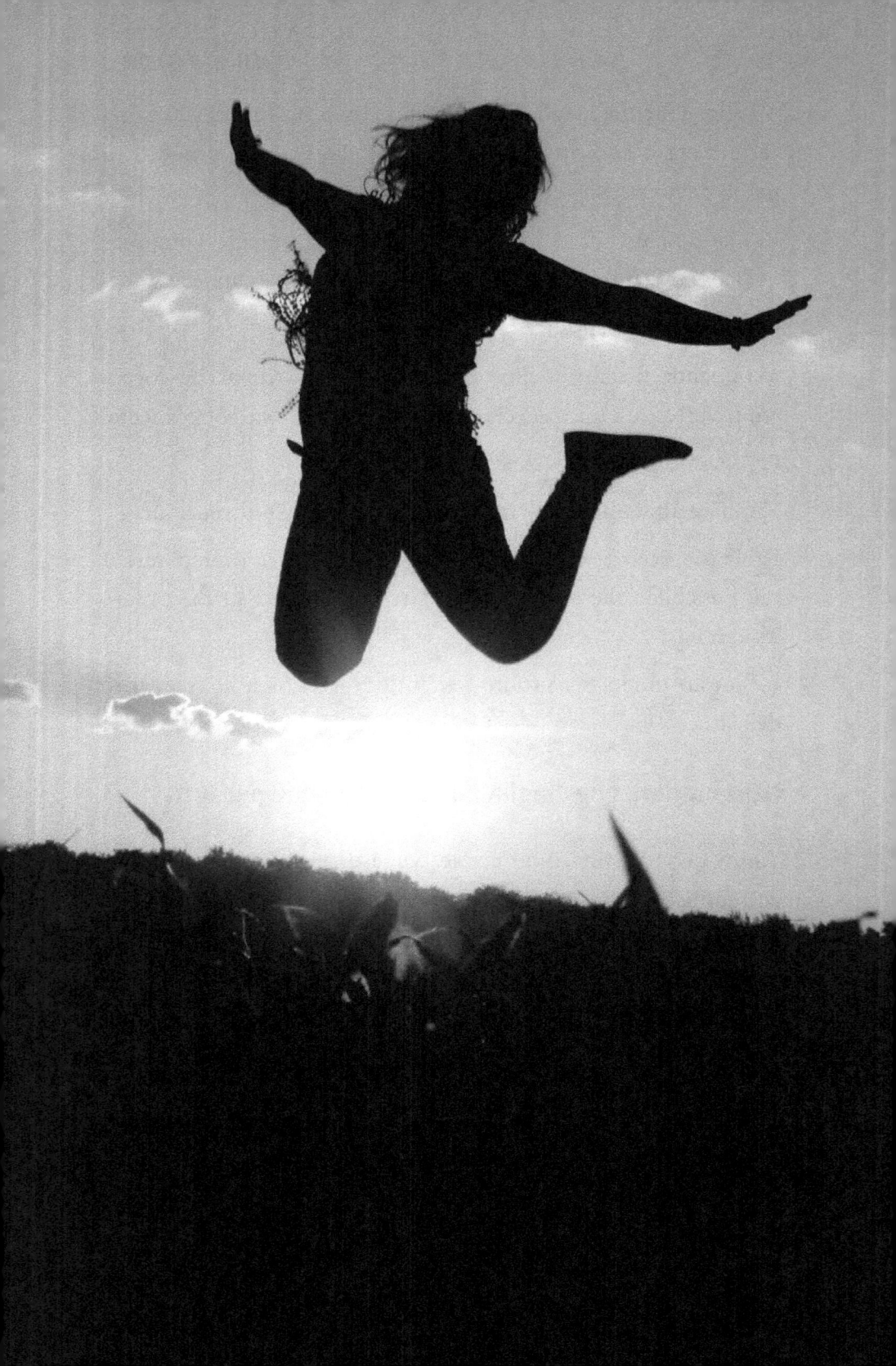

Tu non hai un'anima. Tu sei un'anima. Tu hai un corpo.

~ *C. S. Lewis*

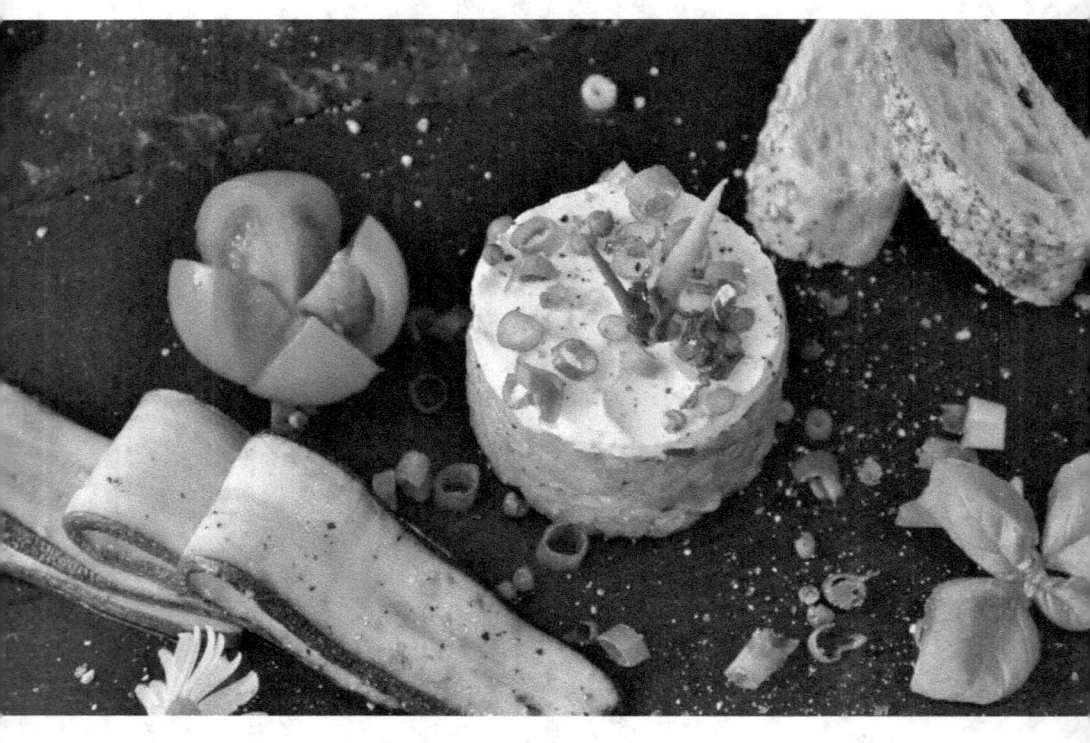

Shopping e cucina

CAPITOLO V

Cambiare la tua dieta implica molto di più che ordinare diversi tipi di piatti dai ristoranti. Dal momento che consumerai la maggior parte dei pasti a casa, devi anche modificare le tue abitudini di acquisto e il modo in cui cucini il cibo.

Una parte importante dell'amore per il proprio corpo è nutrirlo adeguatamente. Se la dieta che stai attualmente seguendo include molte opzioni elaborate, raffinate e generalmente malsane, è tempo di iniziare a creare un nuovo elenco di alimenti da acquistare.

È anche il momento di iniziare a imparare a cucinare nuovi piatti utilizzando gli ingredienti freschi e sani che hai acquistato.

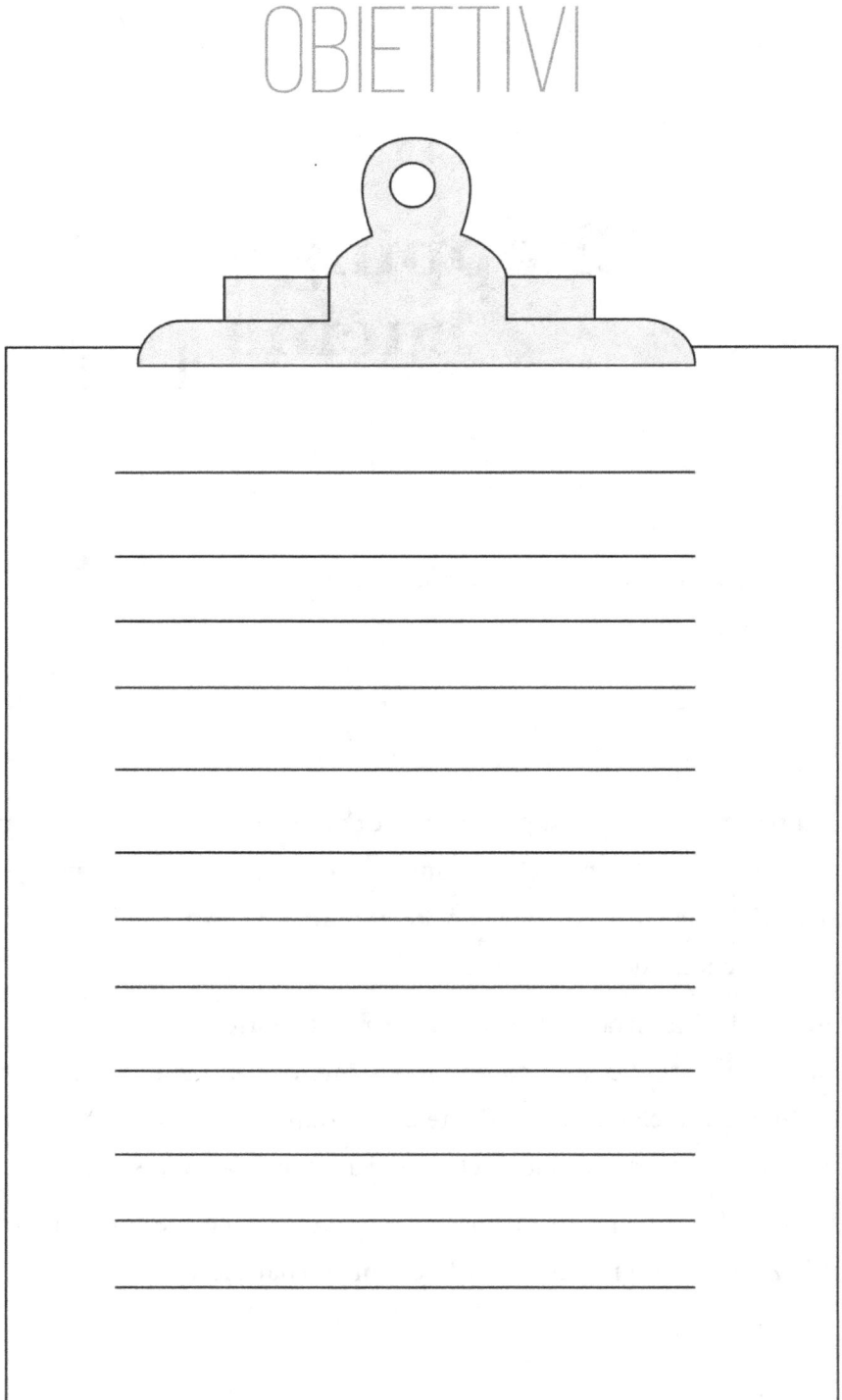

L'importanza di cucinare da casa utilizzando ingredienti sani

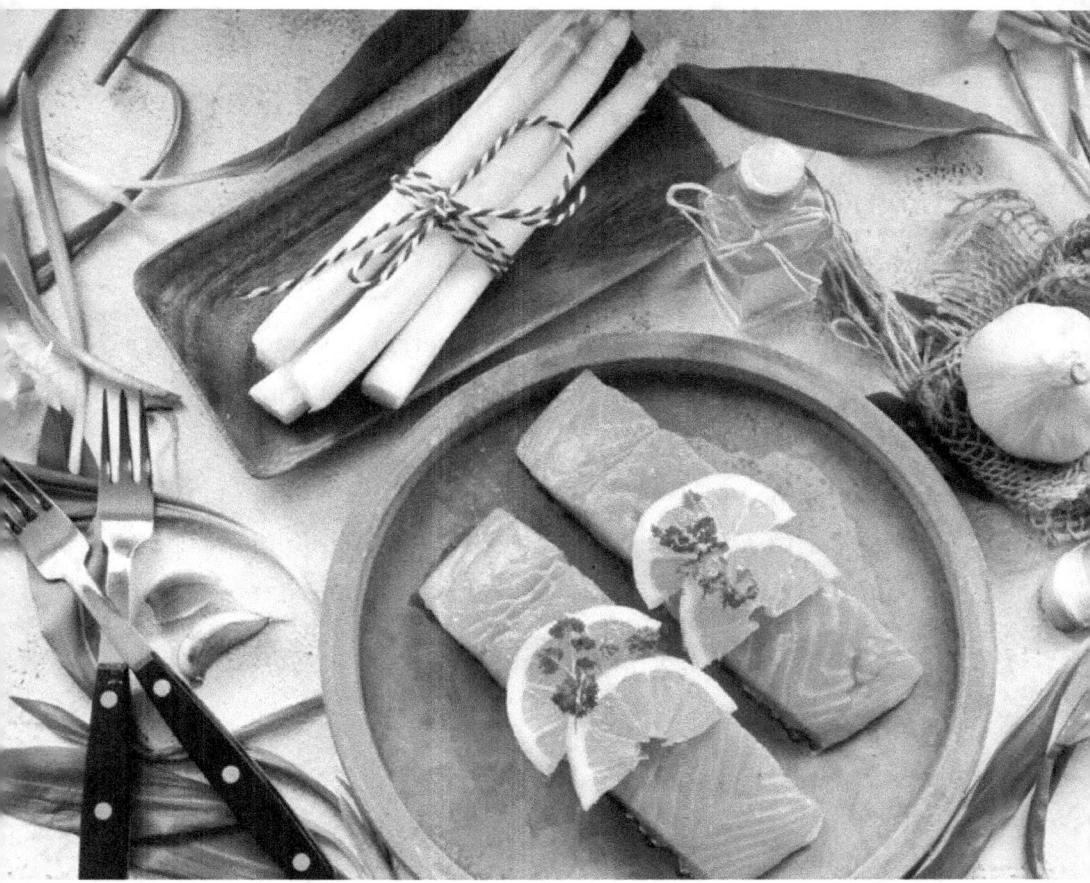

In questi giorni, siamo così impegnati con le nostre vite che cucinare da casa può sembrare un ostacolo insormontabile. Questo è uno dei motivi per cui la maggior parte delle persone sceglie di mangiare fuori casa o ordinare a domicilio.

Ma questo non è raccomandato, soprattutto quando stai cercando di apportare cambiamenti al tuo stile di vita. Mangiare fuori casa troppo spesso o indulgere in pratici cibi lavorati e preconfezionati non ti aiuterà nel tuo percorso. Queste opzioni sono anche costose e malsane.

Per tenere il passo con il tuo percorso verso il miglioramento personale, dovresti provare a cucinare da casa più spesso. Perché non goderti una cenetta sana e frutto del tuo impegno?

È decisamente più soddisfacente, da gustare con gli amici!

Ci sono molti vantaggi nel farlo, tra cui:

> **È più sano**

Ristoranti, catene di fast food e minimarket possono offrire pasti pronti, ma questi sono in genere ricchi di grassi, carboidrati, zuccheri, sodio e calorie.

Spesso hanno anche un contenuto nutrizionale molto basso, ma se cucini il tuo cibo usando ingredienti freschi e interi che hai acquistato dal tuo negozio di alimentari locale, sarai in grado di ottenere pasti più sani e nutrienti.

> **Imparerai di più sul cibo**

Più cucini da casa, più sarai in grado di conoscere il cibo. Imparerai che il cibo che mangiamo non è solo qualcosa per riempirti lo stomaco.

Il cibo ha il potenziale per infliggere dolore, causare malattie e anche guarire.

Tutti questi effetti dipendono dal tipo di cibo che mangi e imparerai di più su questo mentre esplori diversi tipi di ingredienti e ricette. E chissà, magari potresti appassionarti alla cucina!

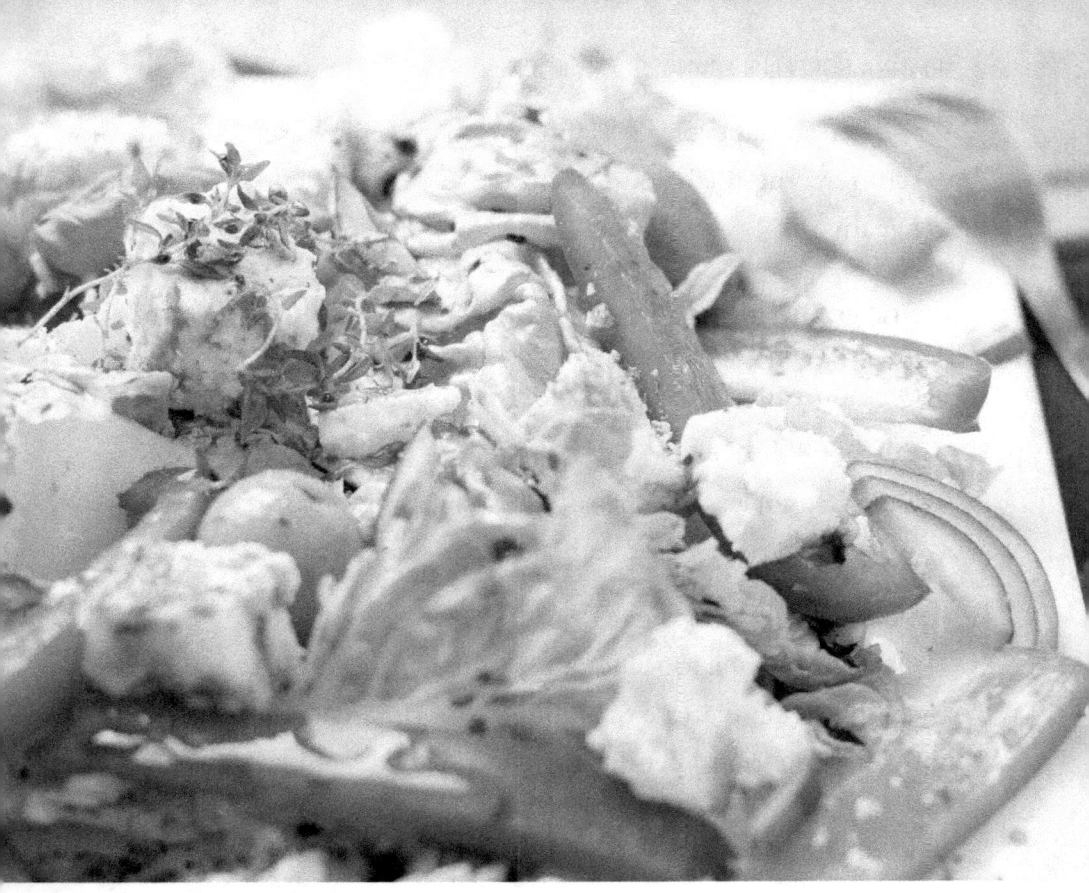

Non ci credi? Non credermi, fallo e basta! Con costanza vedrai che si presenteranno meravigliosi benefici. Io ho cambiato tutta la mia vita partendo da questo.

> ### Il pasto sarà più gratificante

Preparare e cucinare fisicamente il tuo cibo porta ad apprezzare diversamente ciò che mangi.

Mentre tagli, grattugi, friggi, fai bollire e altro ancora, puoi sperimentare i tuoi cibi con tutti i tuoi sensi.

Questo è molto importante, soprattutto quando si tratta di mangiare consapevolmente.

Più sei consapevole del cibo che mangi, più sarai in grado di sentire come il cibo ti influenza e se questo effetto è positivo o negativo.

➤ Puoi controllare le porzioni del cibo che cucini e mangi

Quando ordini cibo dai ristoranti, i piatti possono arrivare in porzioni molto grandi o molto piccole.

Quindi, puoi lasciare che ciò che non mangi vada sprecato o avere ancora fame dopo aver mangiato.

Nessuna delle due opzioni è l'ideale.

Quando cucini il tuo cibo sarai in grado di controllare le porzioni che metti nel piatto e qualunque cosa rimanga puoi conservarla nel tuo frigorifero per un altro giorno.

➤ Ti aiuta a costruire abitudini più sane

Imparare a cucinare i pasti da casa è un ottimo primo passo per avviare rapidamente una dieta e uno stile di vita sani.

Ci sono così tante fonti in cui puoi trovare ricette salutari da preparare nella tua cucina.

Nel tempo, inizierai a vedere il valore di seguire una dieta più sana che, a sua volta, potrebbe motivarti ad iniziare altre abitudini sane.

➤ Sicurezza e pulizia

Quando acquisti tu stesso gli ingredienti, li prepari e li cucini usando i tuoi utensili da cucina, sai che il cibo che mangi è sicuro e pulito.

Non devi preoccuparti di ammalarti a causa della scarsa igiene o della preparazione impura.

➤ Risparmierai molti soldi

Infine, cucinare da casa è anche più economico.

Piuttosto che spendere i tuoi soldi in ristoranti eleganti e cibi trasformati malsani, usali per acquistare ingredienti freschi. Il bello di questi ultimi è che, in genere, sono più economici dei pasti pronti.

Quindi, una volta tornato a casa, puoi utilizzare questi ingredienti per preparare pasti sani e gustosi.

➤ Ti aiuta a supportare il piccolo commercio locale

Prediligere prodotti freschi e a km0 aiuterà direttamente a sostenere le piccole attività della tua zona e sarà un aspetto da cui trarrà molto beneficio anche l'ambiente.

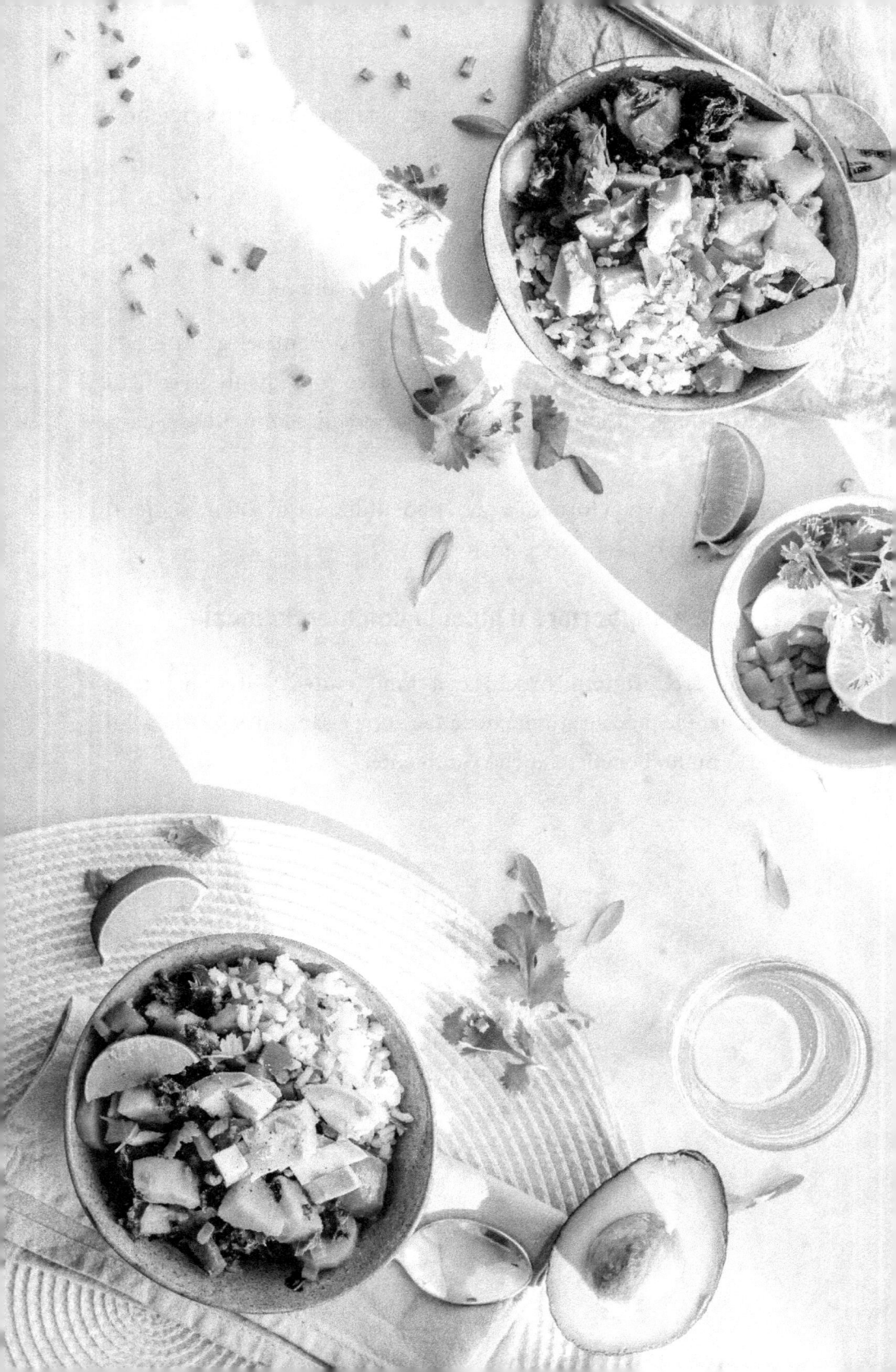

ARIANNA GORELLI & FRANCESCA TACCONI

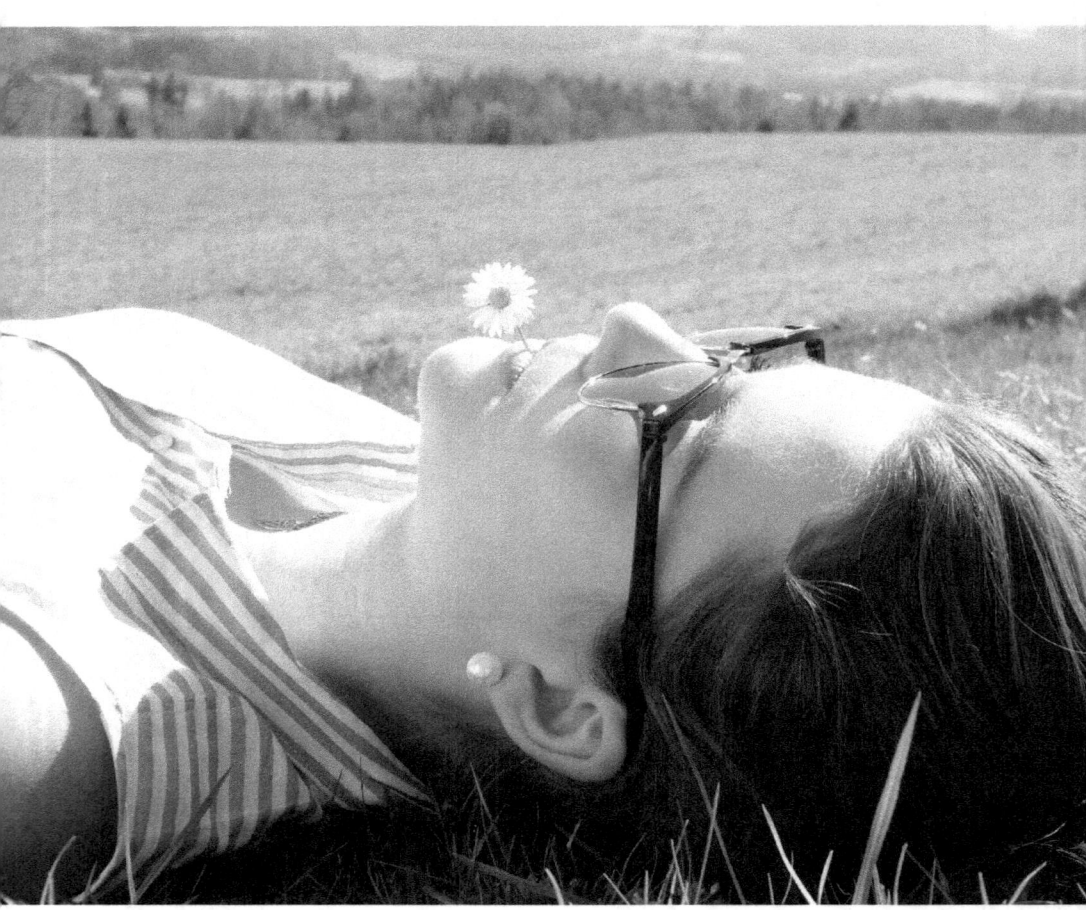

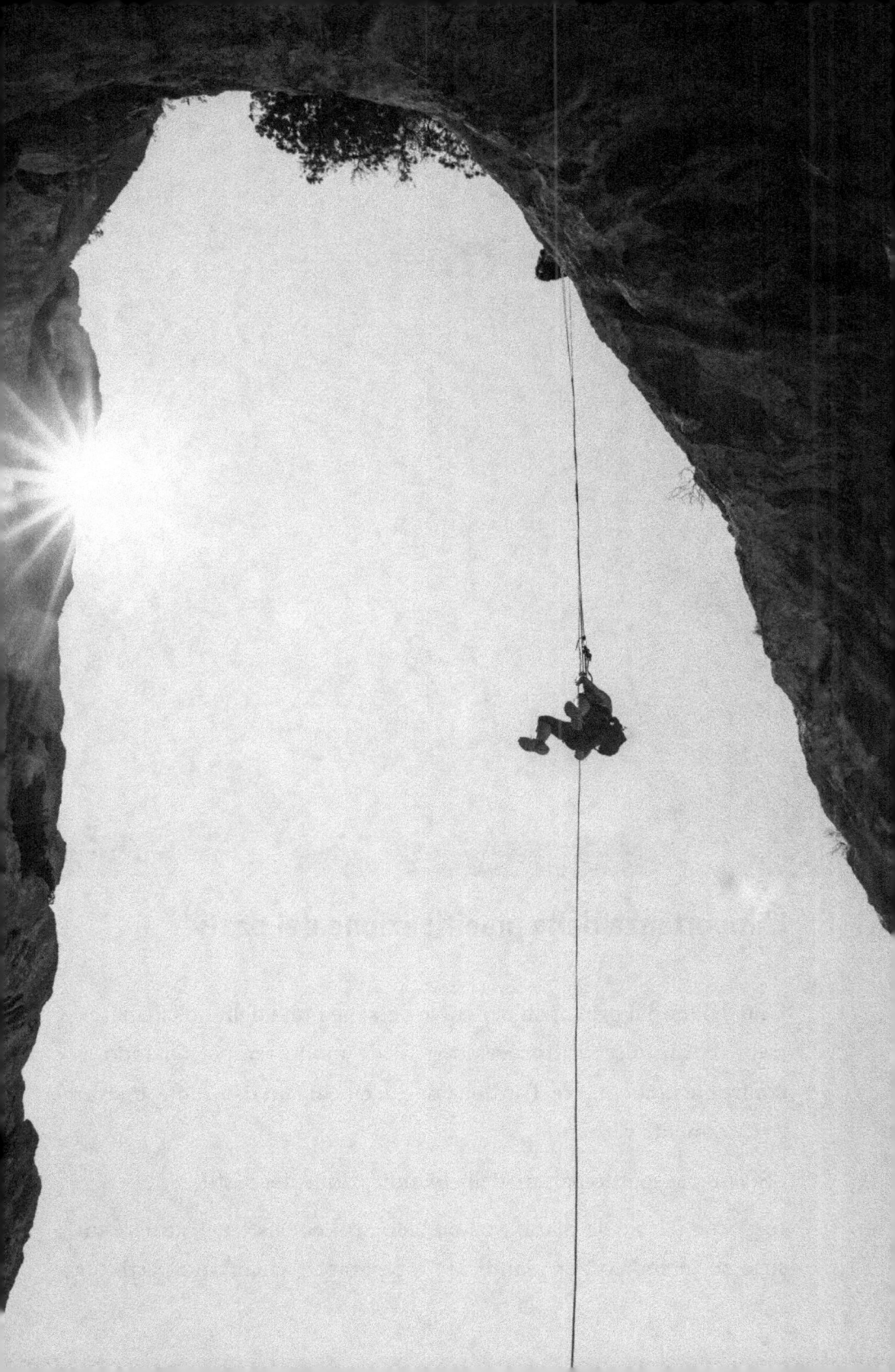

ARIANNA GORELLI & FRANCESCA TACCONI

COSA TI PIACE FARE?

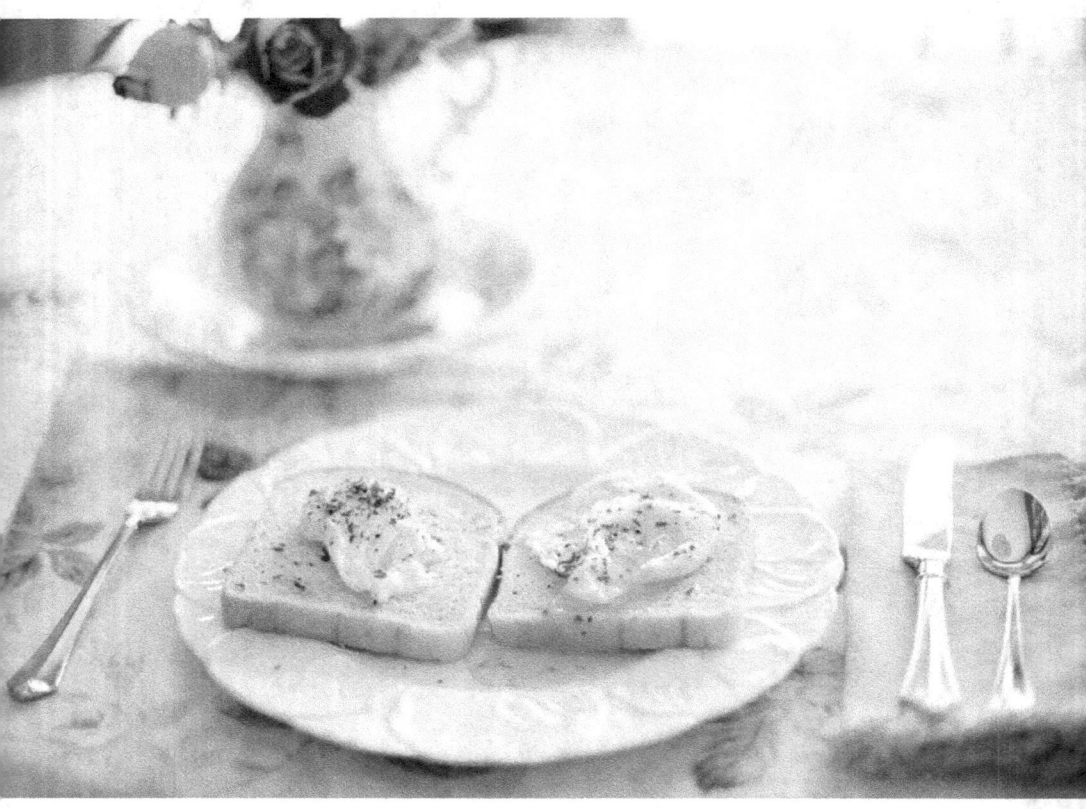

L'importanza della pianificazione dei pasti

Uno dei motivi principali per cui le persone non vogliono cucinare i pasti da casa è che il processo richiede molto tempo. Quando si confronta la cucina con l'ordinazione di cibo da un ristorante, questo è sicuramente vero.

Ma hai mai sentito parlare della pianificazione dei pasti?

In poche parole, la pianificazione dei pasti consiste nell'attuare un sistema metodico per pianificare, preparare e cucinare i pasti per l'intera settimana. Normalmente si adibisce un giorno alla scelta delle ricette, poi ci si occupa della spesa ed infine della preparazione. Per esempio, se non lavori durante il fine settimana, puoi fare la spesa il sabato e cucinare di domenica, o puoi fare entrambe le cose in un giorno. Quindi, dovresti conservare questi pasti nel congelatore o nel frigorifero. Ogni giorno riscalderesti semplicemente i pasti che hai preparato per colazione, pranzo e cena. È così semplice!

Il bello della pianificazione dei pasti è che ti dà il controllo totale su tutto ciò che mangi a ogni pasto e per ogni giorno. Inizia con la pianificazione, quindi il budget, lo shopping, la preparazione e l'archiviazione. Sebbene questo processo possa richiedere un po' di tempo per abituarsi, più lo fai più facile diventa.

➤ Non sei ancora convinto?

Ecco alcuni motivi che spiegano i vantaggi della pianificazione dei pasti:

➤ Risparmi tempo

Questo motivo è molto allettante, soprattutto per coloro che sembrano sempre di fretta.

Abbiamo tutti dei giorni liberi, giusto?

Prenditi un po' di tempo da quei giorni liberi per pianificare i pasti.

Il tempo che dedichi a questo processo ti consentirà di consumare pasti gustosi, sani e cucinati in casa ogni giorno per il resto della settimana.

Ciò significa che non dovrai cucinare i tuoi pasti individualmente né dovrai spendere così tanti soldi per ordinare dai ristoranti.

Tutto quello che devi fare è prendere i pasti che hai preparato dal frigorifero, scaldarli se necessario e gustarli con soddisfazione!

La pianificazione dei pasti ti consente anche di risparmiare molto tempo al supermercato.

Dopo aver pianificato i pasti per la settimana, annoterai tutti gli ingredienti di cui hai bisogno sulla tua lista della spesa.

Quando entri nel supermercato, sai esattamente cosa comprerai, quindi non passerai così tanto tempo a girovagare mentre decidi cosa comprare.

E finché rimani fedele alla tua lista, non finirai per acquistare oggetti non necessari che sono uno spreco di denaro.

È sicuramente una situazione vantaggiosa per tutti.

➢ Mangi pasti più sani

Poiché la pianificazione dei pasti prevede la cottura dei pasti da casa, entrambi i processi condividono lo stesso vantaggio.

Quando pianifichi i tuoi pasti, hai la libertà di renderli creativi, gustosi e sani come desideri.

Puoi mescolare il tuo menù per mantenere le cose interessanti.

Ci sono molte ricette salutari disponibili online tra cui puoi scegliere.

Crea la tua raccolta di ricette e usale come riferimento quando pianifichi i tuoi pasti ogni settimana.

➤ Risparmi denaro

Ancora una volta, la pianificazione dei pasti ti aiuta a risparmiare un sacco di soldi che altrimenti avresti speso per pasti preparati, confezionati, elaborati e malsani.

Puoi risparmiare denaro acquistando ingredienti freschi e crudi.

Puoi anche risparmiare limitando il numero di volte che mangi fuori.

Questo motivo particolare è il motivo per cui sempre più persone si interessano alla pianificazione dei pasti.

Chi non vuole risparmiare denaro?

ARIANNA GORELLI & FRANCESCA TACCONI

APPUNTI DI RISPARMIO

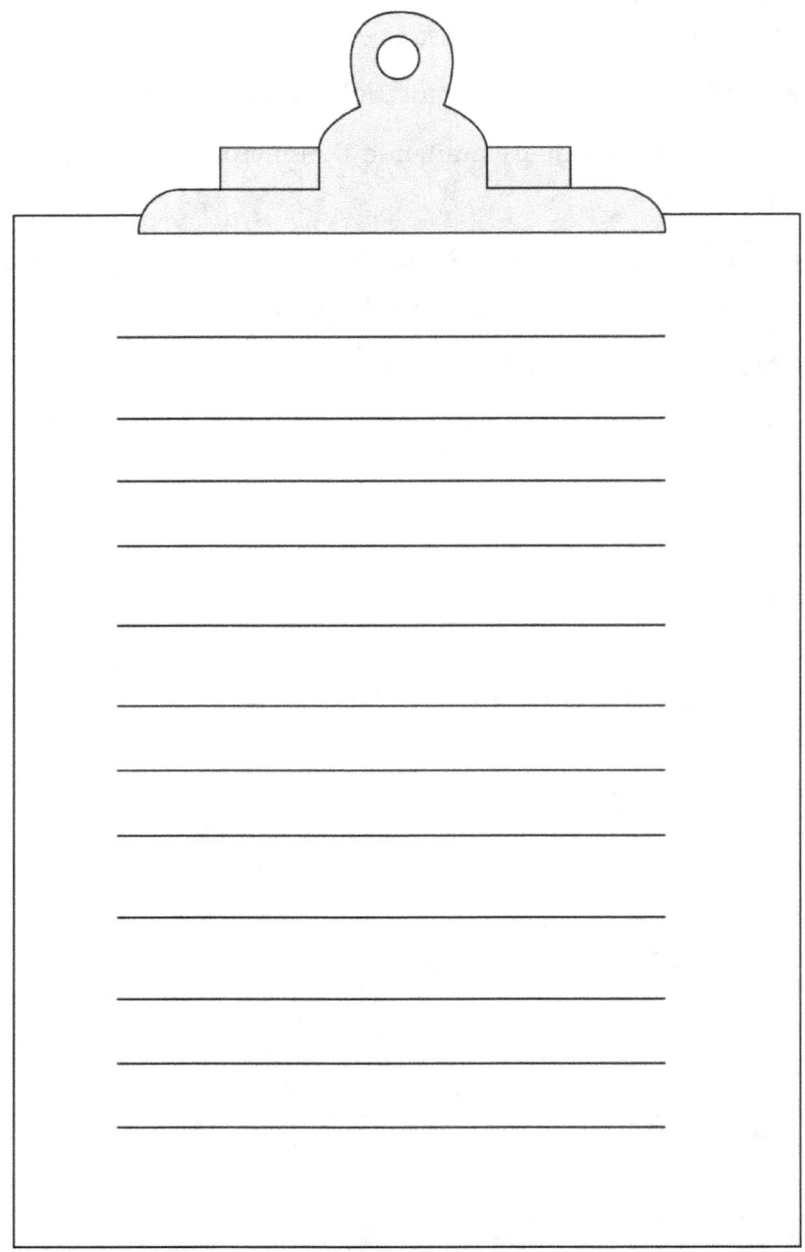

Suggerimenti per la pianificazione dei pasti

Come puoi vedere, la pianificazione dei pasti è molto vantaggiosa, ma se non sai come farlo, potresti sentirti sopraffatto.

Proprio come qualsiasi nuova abilità o concetto, devi imparare di più sulla pianificazione dei pasti prima di iniziare a farlo.

Inoltre, dovresti continuare a praticare la pianificazione dei pasti per migliorare.

Ecco alcuni suggerimenti per iniziare:

> **Organizza i tuoi pasti**

Questo è ovvio.

Il primo passo nella pianificazione dei pasti è la pianificazione stessa.

Prima di andare a fare la spesa, prenditi del tempo e siediti a pensare a quali pasti vuoi mangiare per la settimana.

Per renderlo più facile e più organizzato, tieni due elenchi con te.

Uno per i pasti e l'altro per gli ingredienti di cui hai bisogno.

Dopo aver completato questi elenchi, controlla la tua cucina o dispensa rispetto all'elenco degli ingredienti che hai preparato.

Potresti scoprire di avere già alcuni degli ingredienti che hai scritto.

In questo caso, puoi cancellare questi elementi dalla tua lista, in modo da non acquistarli di nuovo.

➤ Organizza le tue ricette

Per prima cosa, devi cercare le ricette. Una semplice ricerca su Google ti fornirà innumerevoli opzioni.

Se desideri restringere le opzioni, scegli le parole chiave giuste.

Ad esempio, se desideri cercare ricette per la colazione facili da preparare, utilizza queste parole chiave per la tua ricerca o se desideri solo ricette che utilizzano ingredienti di origine vegetale, utilizza quelle parole chiave.

Quando si tratta di cercare ricette online, devi essere il più specifico possibile se vuoi trovare qualcosa in particolare.

Dopo aver stampato tutte le ricette che trovi interessanti, è il momento di organizzarle.

Acquista un raccoglitore o un libro trasparente per memorizzare tutte queste ricette.

In questo modo, puoi fare riferimento a questo file ogni volta che ti siedi per pianificare i tuoi pasti.

Col passare del tempo, puoi continuare a cercare e aggiungere a questo libro nuove ricette che ti consentono di mescolare e abbinare i tuoi pasti ogni settimana.

➤ Verifica la presenza di avanzi

Prima di sederti per pianificare i tuoi pasti, controlla il tuo frigorifero per eventuali avanzi.

Potresti aver saltato uno o due pasti della settimana precedente perché hai cenato fuori o sei tornato tardi da lavoro e non avevi fame per mangiare prima di andare a letto. Oppure hai dosato male gli ingredienti nella preparazione e hai più cibo del previsto.

Non importa quale sia la ragione, alcune situazioni ti lasceranno con gli avanzi.

In tal caso, puoi aggiungere questi pasti all'inizio della settimana e pianificare i pasti solo per il resto dei giorni.

➢ Pianifica strategicamente

Mentre pensi ai tuoi pasti, prova a pensare a piatti che condividono gli stessi ingredienti.

In questo modo, non devi acquistare troppi ingredienti contemporaneamente.

Ciò rende anche più facile preparare i pasti quando hai solo pochi ingredienti per diversi tipi di piatti.

➢ Considera l'idea di fare qualcosa in più

Il bello della pianificazione è che puoi creare tutti i pasti che desideri quando è il momento di cucinare.

Un altro ottimo consiglio è quello di cucinare un extra e conservarlo nel congelatore.

In questo modo, se non sei dell'umore giusto per il cibo che hai pianificato per un certo giorno, hai altre opzioni.

Assicurati solo che i pasti che erano destinati a quel giorno non si rovinino facilmente in modo che non vadano sprecati.

➢ Sii flessibile

- Infine, non prendere troppo sul serio la pianificazione del pasto.

- Consenti a te stesso di avere "giorni da imbrogliare" di tanto in tanto, specialmente quando hai davvero voglia di qualcosa e sorridi dei tuoi imbrogli.
- **Più ti limiti, più insorgeranno emozioni negative nei confronti di questo nuovo cambiamento che stai cercando di attuare nella tua vita.**
- Ricordati di andarci piano con te stesso e di concederti una pausa una volta ogni tanto.

AMA IL TUO CORPO

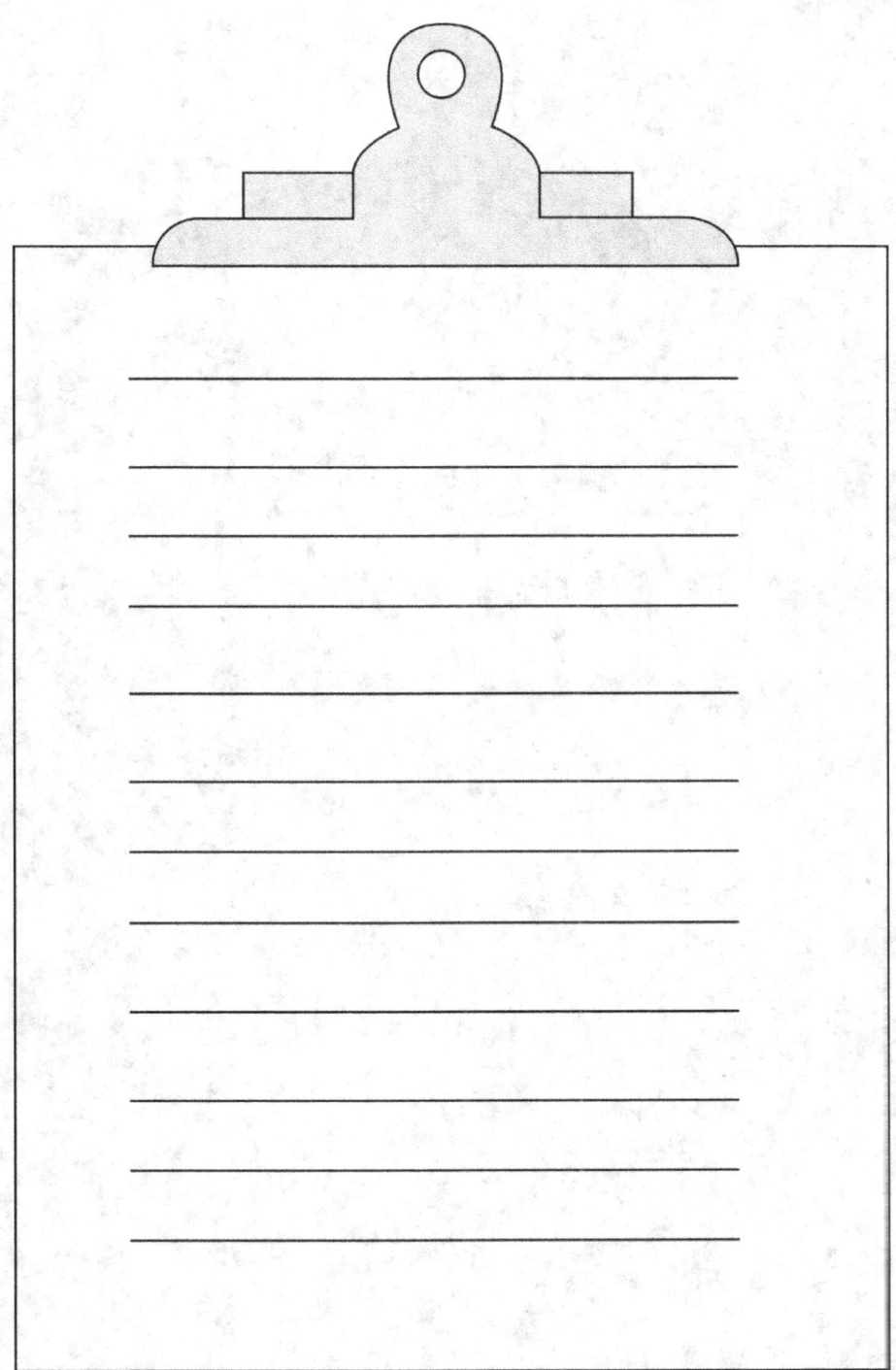

Il corpo umano è il miglior ritratto dell'anima.

~ Ludwig Wittgenstein

Suggerimenti per fare la spesa

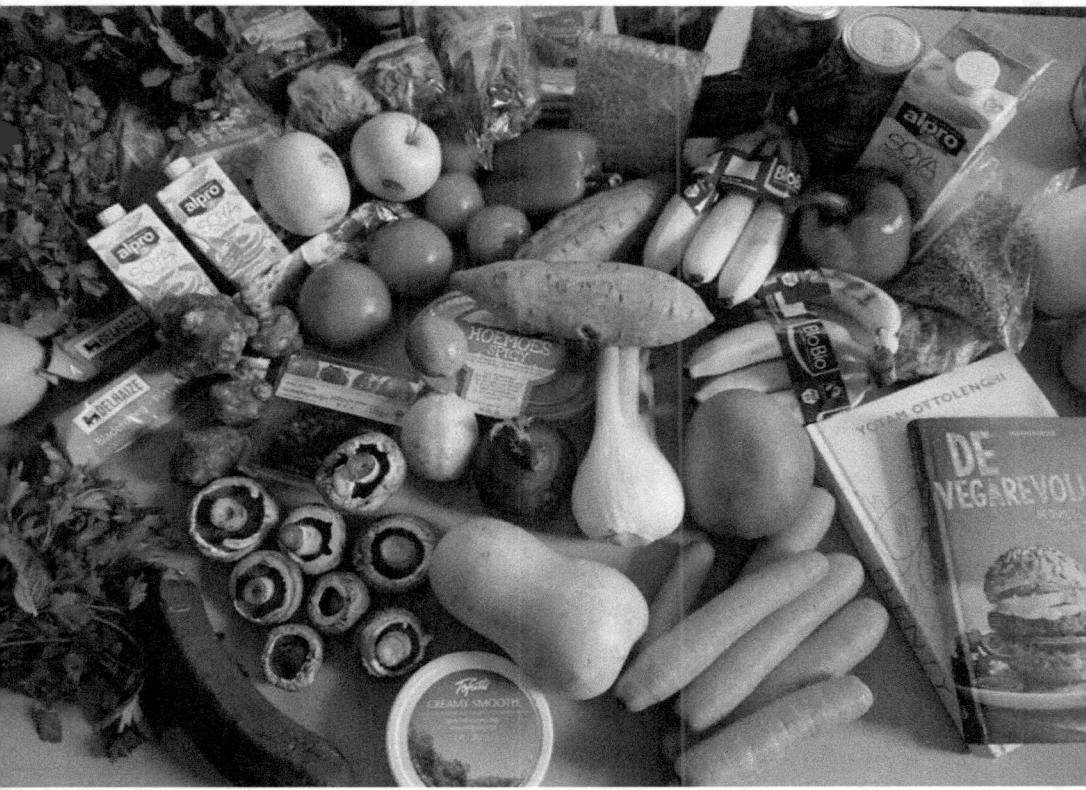

Dopo aver pianificato i tuoi pasti e gli ingredienti da utilizzare per quei pasti, è ora di andare a fare la spesa. Anche prima di iniziare a pianificare i pasti, è una buona idea visitare i supermercati locali, i negozi di alimentari, i minimarket e i mercati degli agricoltori per vedere cosa hanno da offrire.

In questo modo, sai se puoi realizzare le ricette che hai trovato online o se puoi sostituire alcuni degli ingredienti con le opzioni disponibili.

Questa volta, diamo un'occhiata ad alcuni preziosi consigli per la spesa da tenere a mente:

➢ Porta sempre con te la tua lista della spesa

Nel momento in cui metti piede al supermercato, ti troverai di fronte a scelte apparentemente infinite di prodotti alimentari, dai prodotti freschi agli snack. È facile essere sopraffatti nei supermercati ed è anche facile iniziare a comprare impulsivamente, soprattutto quando non hai una lista della spesa.

Se ricordi il nostro primo consiglio per la pianificazione dei pasti, implica la creazione di un elenco di ingredienti necessari per i pasti che cucinerai. Dato che hai già fatto la lista, assicurati di portarla con te quando vai a fare la spesa. In questo modo, sai esattamente cosa comprare in modo da non dover andare negli altri corridoi che non contengono ciò di cui hai bisogno, e non riempirai il carrello di cose che non erano nella tua lista.

➢ Concediti alcune opzioni

Quando crei il tuo elenco di ingredienti, è anche una buona idea darti altre opzioni nel caso in cui gli ingredienti di cui hai bisogno non siano disponibili. Ciò ti consente di risparmiare molto tempo quando non riesci a trovare gli alimenti di cui hai bisogno per i tuoi piatti pianificati. Puoi controllare le ricette per vedere possibili sostituti degli ingredienti e annotarli anche sulla tua lista della spesa.

➢ Shopping per diversi prodotti alimentari

Se non sei una facile vittima di tentazioni e ti diverti a girare per l'intero supermercato, non c'è niente di sbagliato in questo. Anche se hai una lista, andare in giro per il supermercato ti dà un'idea o addirittura l'ispirazione per i pasti che puoi pianificare per la prossima settimana.

Ecco alcuni consigli per l'acquisto dei diversi tipi di alimenti che potresti trovare al supermercato:

- Quando cerchi prodotti freschi, scegli colori diversi. Questi colori indicano il contenuto di nutrienti di frutta e verdura.
- Prediligi frutta e verdura di stagione e prodotti a km0.
- Per pasta, pane e cereali, scegli quelli a base di cereali integrali.
- Se prevedi di continuare a mangiare pesce, pollame e carne, assicurati di scegliere pesce fresco, pollame senza pelle e tagli di carne magri.
- Per i latticini, scegli le varietà non aromatizzate, in particolare per i prodotti a base di latte e yogurt.
- I surgelati sono comodi, soprattutto per i momenti in cui è necessario preparare un pasto veloce, a patto di non fare troppo affidamento su di loro.
- Anche i cibi essiccati e in scatola vanno bene, a patto di scegliere prodotti che non contengano elevate quantità di zuccheri, sodio e ingredienti artificiali.

Perdere fiducia nel proprio corpo significa perdere fiducia in se stessi.

~ *Simone De Beauvoir*

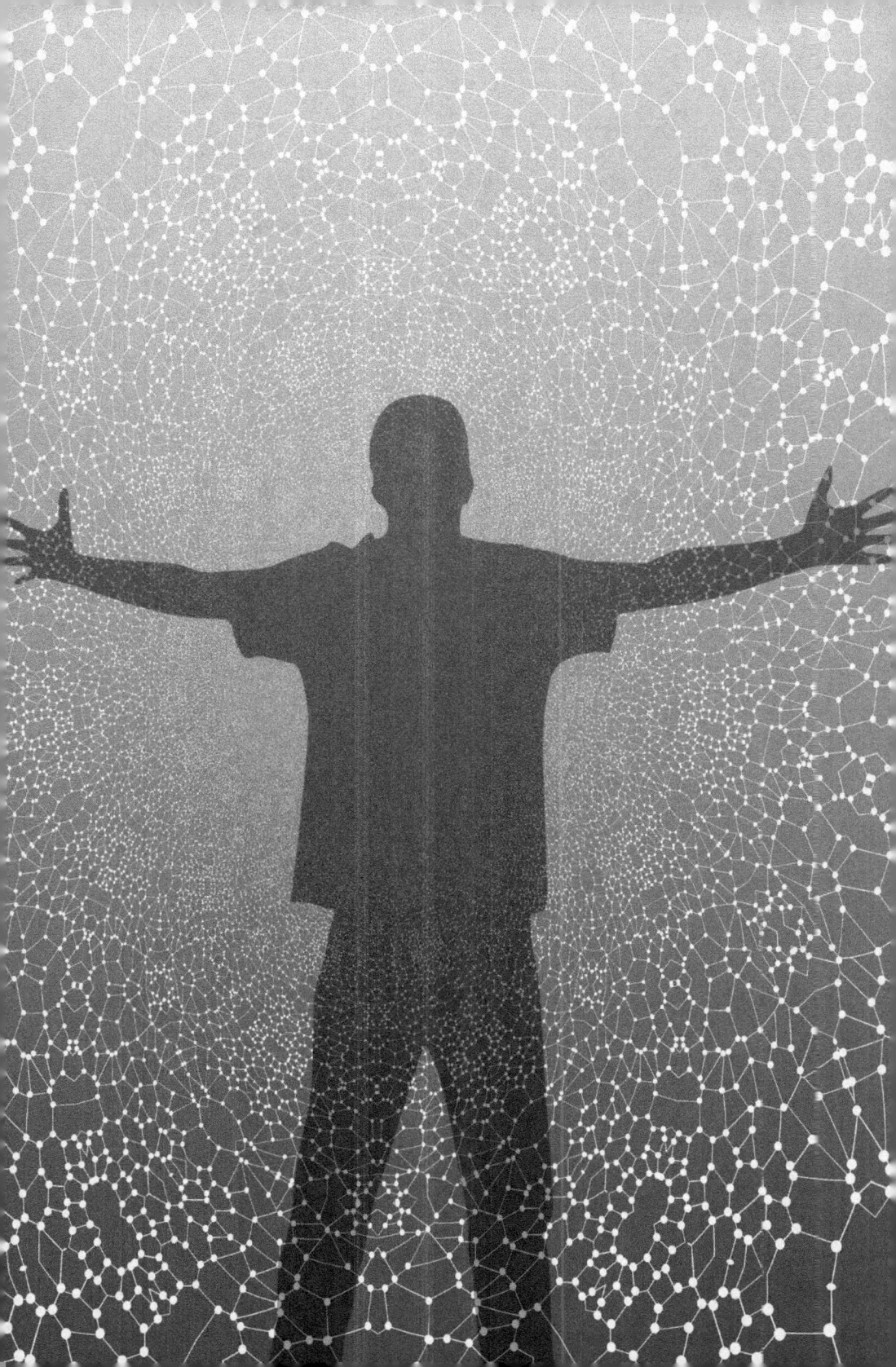

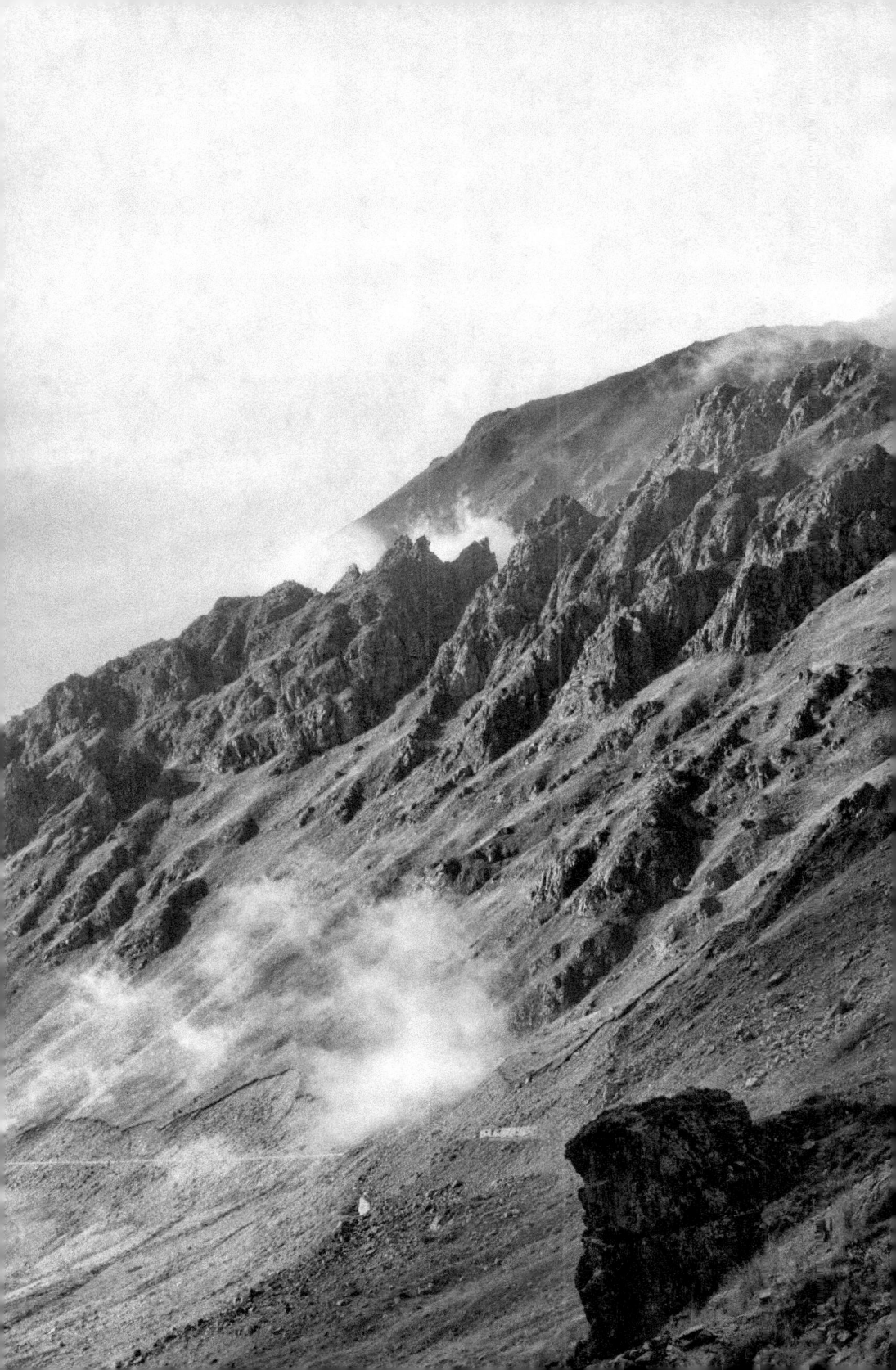

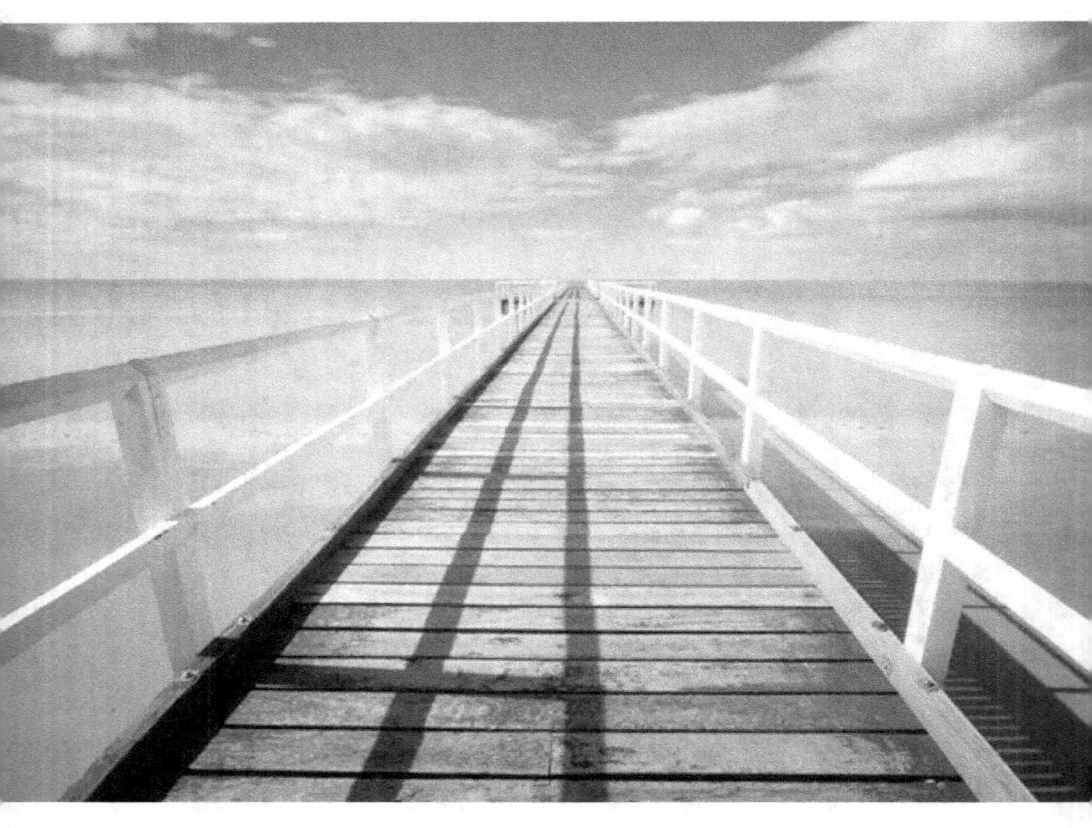

Credi in te stesso per raggiungere i tuoi obiettivi

Amare il proprio corpo va oltre l'aspetto fisico. Ciò significa che puoi amare veramente la pelle in cui ti trovi solo quando impari a credere anche in te stesso. Credere in te stesso è un aspetto importante per raggiungere i tuoi obiettivi, per arrivare a sentire quel formicolio interiore che ti fa dire di essere felice!

Tuttavia, una cosa che devi avere per fare questo è la giusta motivazione. Senza motivazione, non sarai in grado di andare avanti.

Troppo spesso le persone rinunciano alla ricerca del miglioramento personale perché perdono la motivazione. Se non vuoi essere una di queste persone, devi cercare attivamente modi per ispirare la motivazione intrinseca. Questo tipo di motivazione è molto più potente della motivazione che ottieni da ricompense esterne.

Considera queste affermazioni quando ti senti demotivato, bloccato o non disposto a portare avanti i tuoi piani:

- Trova qualcosa che ti motivi, indipendentemente dall'attività.
- Concentrati sui tuoi obiettivi e sui passaggi attuabili che hai fatto per te stesso.
- Cambia la tua routine di tanto in tanto in modo da non annoiarti.
- Rendi le cose divertenti per te stesso in modo da non vedere i tuoi piani faticosi, come le faccende domestiche o le sfide.
- Crea un promemoria fisico dei tuoi piani.
- Trova il supporto delle persone più vicine a te per rimanere motivato.
- Premiati di tanto in tanto, soprattutto dopo aver superato qualcosa di particolarmente impegnativo.
- Consenti a te stesso di commettere errori e di imparare da essi.

Se tieni a mente tutti questi suggerimenti, troverai molto più facile credere in te stesso e rimanere motivato durante il tuo viaggio e, quando inizi a vedere cambiamenti positivi nella tua vita, tutto ciò ti manterrà più ispirato ad andare avanti.

La positività è particolarmente importante, soprattutto quando stai cercando di migliorare la tua vita.

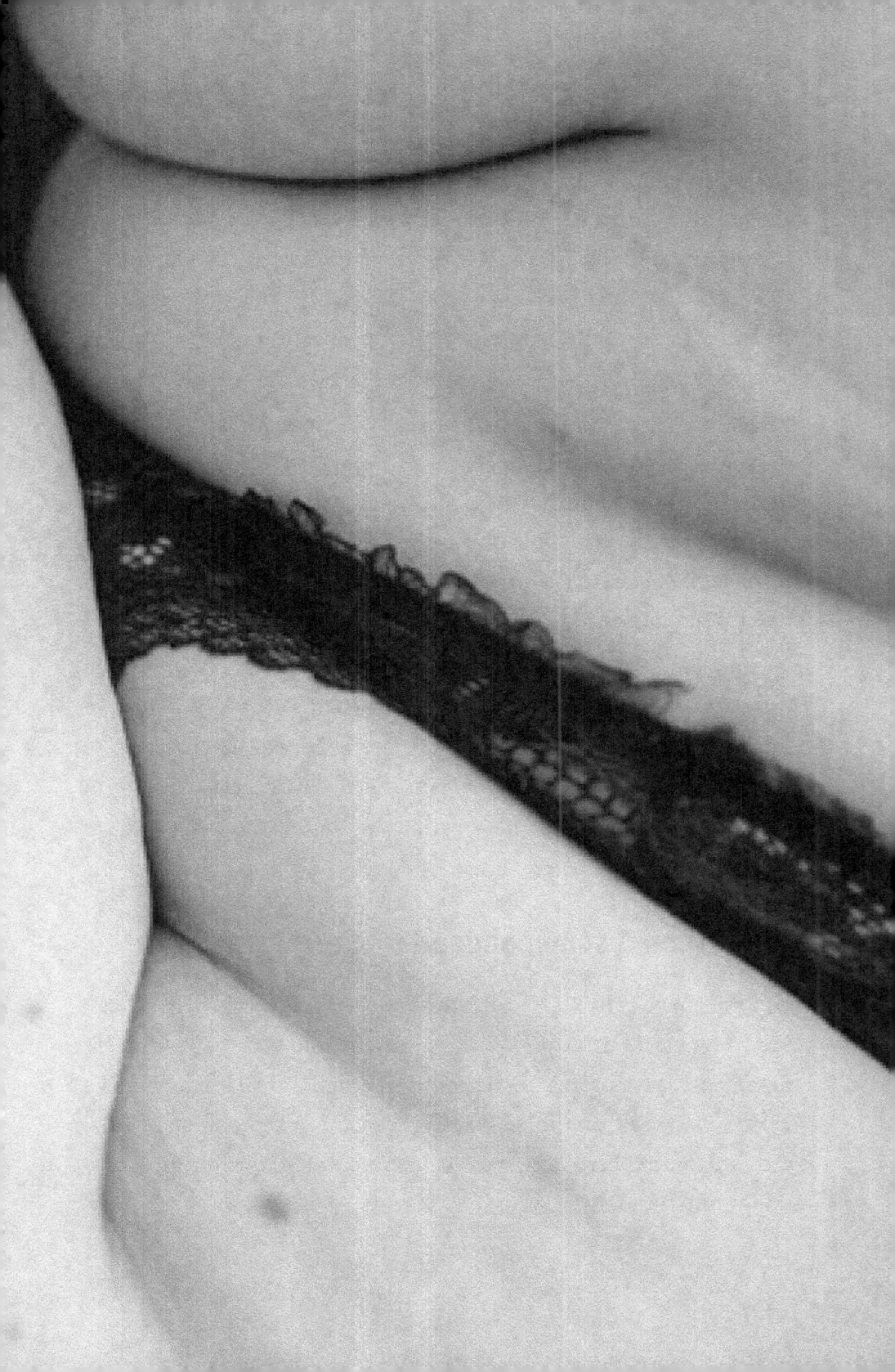

Fiducia in se stessi e motivazione

La motivazione è una parte fondamentale della nostra vita. È abbastanza potente da influenzare il "come" e il "quando" eseguiamo i compiti che dobbiamo svolgere. La motivazione è un costrutto ipotetico utilizzato per descrivere le forze esterne e interne che creano la direzione, l'intensità, la persistenza e l'inizio del comportamento.

La motivazione può essere estrinseca o intrinseca a seconda della provenienza della ricompensa. In generale, le persone che dipendono dalla motivazione estrinseca non riescono a raggiungere i propri obiettivi rispetto a quelle che dipendono dalla motivazione intrinseca. Tuttavia, la motivazione estrinseca può avere effetti potenti su una persona, specialmente all'inizio del suo viaggio.

La fiducia in se stessi è un fattore che guida la motivazione. Può ostacolare o aiutare le prestazioni di una persona a seconda di quanta fiducia ha in se stessa e in ciò che il compito richiede. La fiducia in se stessi è la convinzione di una persona nella propria capacità di pianificare e organizzare passaggi attuabili necessari per produrre risultati specifici.

Allora, come sono collegati?

Una persona che ha scarsa autostima può avere difficoltà a motivarsi per raggiungere i propri obiettivi. In effetti, potrebbe non avere nemmeno la sicurezza di decidere di migliorare la sua vita. Le persone senza fiducia in se stesse, quelle che si sentono spezzate o sconfitte, potrebbero non avere la volontà di fare quel primo passo importantissimo.

Quando la guardi in questo modo, come potrebbero queste persone trovare la motivazione per migliorare la loro vita se non pensano nemmeno di poter fare qualcosa di giusto? Se senti che ti manca la fiducia in te stesso, questa dovrebbe essere la prima cosa su cui devi lavorare, anche prima di iniziare a imparare ad amare il tuo corpo.

Scopri di più su te stesso, in cosa sei bravo e quali sono i tuoi punti di forza. In questo modo ti sentirai meglio, aumentando così la tua autostima. Inoltre, dovresti passare più tempo con persone che ti amano e ti apprezzano.

Pensa a loro come al tuo sistema di supporto. Avere un forte sistema di supporto è fondamentale per costruire la fiducia in se stessi.

E quando senti che la tua autostima è migliorata, puoi iniziare a cercare modi per migliorare gli altri aspetti di te stesso.

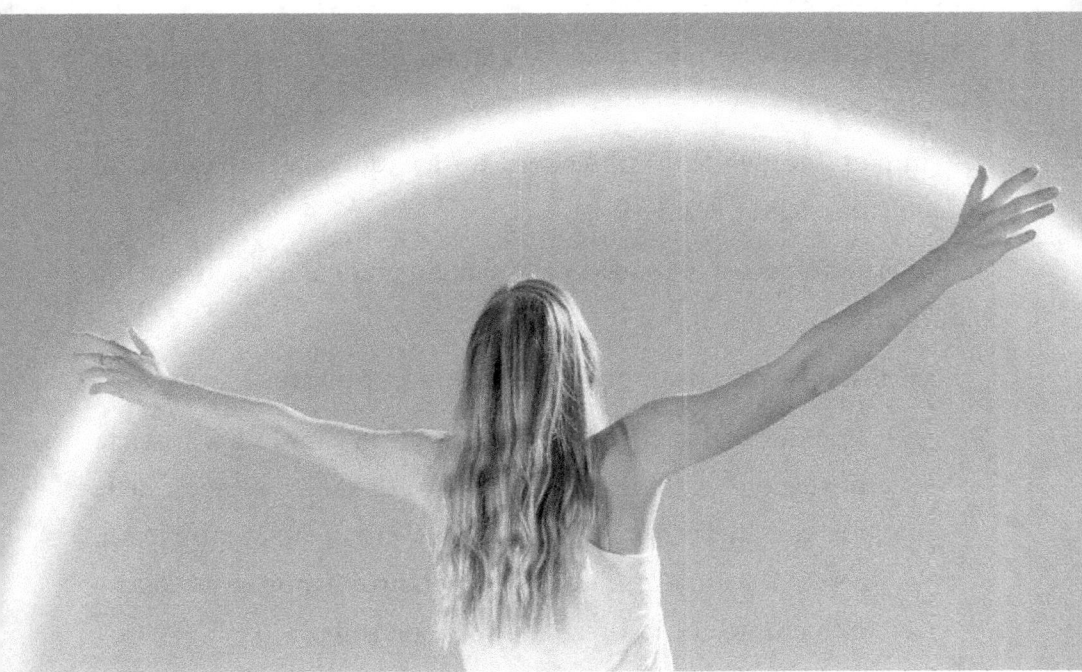

Come migliorare la tua fiducia in te stesso

Abbiamo tutti bisogno di fiducia in noi stessi per avere successo. Se questo è uno dei tuoi punti deboli, è ora di iniziare a migliorarli. Anche se sei cresciuto senza fiducia in te stesso, c'è ancora speranza per te. La fiducia di sé non è qualcosa con cui si nasce, è qualcosa che costruisci con il tempo. Anche se sarebbe stato meglio se fossi cresciuto con fiducia in te stesso, devi lavorare con ciò che hai in questo momento.

Quindi, se stai lottando con questo, ecco alcuni modi per aiutarti a costruire la tua autostima:

➢ Pratica la consapevolezza di sé

La consapevolezza di sé è la base della fiducia in se stessi. Spesso, però, questo viene trascurato.

Non puoi agire se non conosci te stesso e chi sei veramente nel profondo.

È importante per te comprendere tutti i tuoi punti di forza, di debolezza, sogni e desideri.

Più sei consapevole di te stesso, più sarai in grado di costruire la tua autostima.

Ecco alcuni esercizi di autoconsapevolezza da provare:

- Prenditi del tempo per te stesso in una stanza senza distrazioni. Chiudi gli occhi e cerca di vedere la storia della tua vita attraverso gli occhi di chi ti circonda. Mentre lo fai, cerca di vedere come le tue esperienze hanno modellato e influenzato chi sei diventato come persona.

- Inizia una conversazione con la tua famiglia e i tuoi amici più cari. Chiedi loro quali pensano siano i tuoi punti di forza e in cosa hai bisogno di migliorare. Assicurati di essere totalmente aperto a critiche costruttive e che non ti sentirai male quando ti parleranno delle tue debolezze.
- Prova la meditazione consapevole. Questo è un ottimo modo per diventare più consapevole del tuo corpo, dei tuoi pensieri e dei tuoi sentimenti.
- Rivolgiti ad un professionista della salute mentale, potresti iniziare un percorso che potrebbe stravolgere in positivo le tue prospettive.

➢ Fai cose che ti rendono felice

Quando ti piacciono le cose che fai, ti senti più sicuro nel farle, pertanto, se scegli di fare cose che ti rendono felice, questo ti aiuterà a costruire la tua autostima.

Questo è il motivo per cui è una buona idea abbinare l'esercizio con attività che ti piacciono come ascoltare musica e guardare la TV.

Anche cucinare può diventare un'attività più piacevole mentre ascolti i tuoi brani preferiti.

Nel tempo, non ti accorgerai nemmeno che stai migliorando nelle cose che stai facendo perché ti stai divertendo così tanto.

Quindi, quando ti rendi conto di essere migliorato senza essertene accorto, sarà un enorme stimolo di fiducia per te.

➢ Pratica la visualizzazione positiva e il dialogo interiore

La negatività ha un enorme impatto sulla tua autostima.

Quando senti sempre altre persone dire cose cattive o dispregiative su di te, potresti iniziare a crederci.

Quando inizi a interiorizzare i cattivi pensieri, le parole e le azioni di coloro che ti circondano, la tua autostima inizia a precipitare.

Per combattere questo, dovresti provare a praticare la visualizzazione positiva e il dialogo interiore.

La visualizzazione positiva implica pensare alle situazioni in cui hai successo.

Ad esempio, puoi provare a visualizzare te stesso già raggiungendo gli obiettivi che ti sei prefissato.

Prova a immaginare come appari, senti, agisci e così via. Più visualizzi tutte queste cose, più il tuo subconscio inizia a lavorare per raggiungerle.

La stessa cosa vale per il dialogo interiore positivo. Continua a ricordare a te stesso i tuoi punti di forza e quanto stai progredendo.

Più ti incoraggi, più sarai sicuro delle tue capacità. Combina questi due e inizierai a vedere enormi cambiamenti nella tua vita.

> ### Allontana le energie negative

Molto spesso le persone che ci circondano possono contribuire alla nostra mancanza di autostima. Ci sentiamo sminuiti, sottostimati o addirittura derisi. Riconoscere ed allontanare determinate influenze è un grandissimo passo in avanti verso l'amore per noi stessi.

Anche per quanto riguarda la rete sociale, sarebbe opportuno fare un *detox* di tutti quei profili che in qualche modo ti fanno sentire in difetto.

Prediligi ambienti più inclusivi e amplia la tua concezione di bellezza.

➤ Prova a scrivere nel diario

Avviare e tenere un diario è un modo eccellente per costruire la tua autostima. Nel tuo diario puoi scrivere tutto ciò che ti fa sentire bene.

Puoi scrivere i tuoi obiettivi, i sogni, i punti di forza e tutte le altre cose belle della tua vita, puoi anche scrivere le cose belle che vuoi avere nella tua vita e come intendi raggiungerle.

Mantenere un diario è sia catartico che salutare. Annota tutti i risultati che hai ottenuto, i progressi e le sfide.

Prenditi del tempo alla fine di ogni giornata per aggiungere una voce al tuo diario.

Questo aiuta a costruire la tua autostima, analizzare i tuoi progressi e godere di essi.

➤ Non confrontarti con altre persone

Se vuoi migliorare la tua autostima, questo è qualcosa che dovresti smettere **subito**.

Continua a ricordare a te stesso che sei un individuo unico, quindi non dovresti mai confrontarti con gli altri.

Immagina questo: ti senti insicuro riguardo al tuo corpo e vorresti poter cambiare.

Ora, cosa pensi che accadrà quando continui a confrontarti con qualcuno che pensi abbia il "corpo perfetto"?

Molto probabilmente, finirai per crogiolarti nell'autocommiserazione e nel senso di colpa.

Questa è una situazione pericolosa perché c'è un'alta probabilità che potresti arrenderti e accettare la "sconfitta". Sconfitta che però non esiste, perché non esiste una competizione.

Piuttosto che confrontarti con gli altri, pensa a tutte le tue capacità e alle cose che puoi fare con il tuo corpo o qualunque cosa desideri migliorare.

➤ Sii compassionevole con te stesso

Infine, impara a essere più compassionevole con te stesso.

Più sei gentile con te stesso, più avrai la fiducia necessaria per affrontare i compiti a testa alta.

Al contrario, più sei duro con te stesso, più è probabile che ti sentirai come se non potessi davvero fare la differenza nella tua vita.

Allora, quale situazione ti sembra più attraente?

AMA IL TUO CORPO

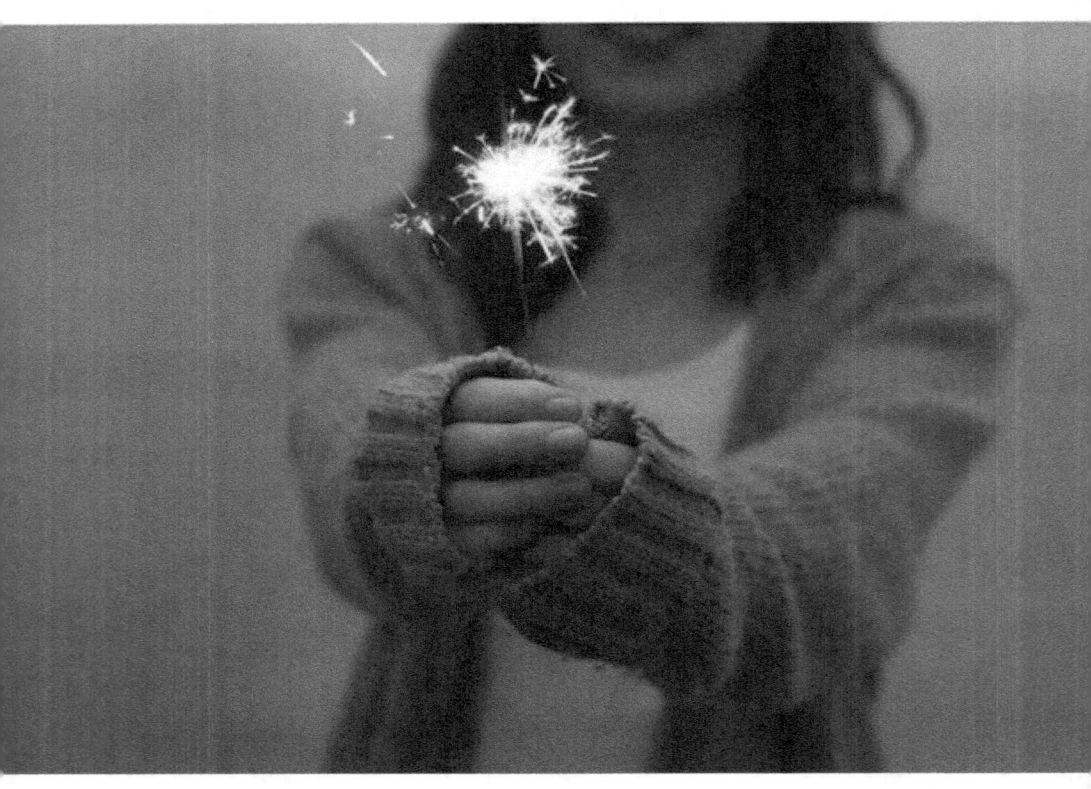

Un giorno nella vita dell'amor proprio

CAPITOLO VII

Ormai hai informazioni più che sufficienti per aiutarti a imparare ad amare veramente la tua anima e il suo involucro. Con tutto ciò di cui abbiamo discusso finora, potrei sottolineare che stiamo parlando di te. Fermati, ascoltati, mettiti in gioco…e osserva cosa accadrà!

Questo perché imparare ad amare il tuo corpo significa anche imparare di più su te stesso.

Prendersi cura della propria salute emotiva è essenziale quanto prendersi cura della propria salute fisica (se non più importante, mia grande scoperta). Anche se sei in grado di mangiare bene e di fare esercizio regolarmente, se ignori la tua salute mentale, non sarai in grado di accettare e apprezzare veramente tutto ciò che sei. È un dato di fatto, quando la tua salute emotiva sta soffrendo, potresti iniziare a sperimentare sintomi fisici come malessere generale, dolori al petto, ulcere, ipertensione e altro ancora. D'altra parte, quando sei emotivamente stabile, troverai molto più facile affrontare le sfide: dai piccoli problemi ai grandi eventi che accadono nella tua vita.

Ti sei mai chiesto come puoi amare veramente il tuo corpo e tutto il resto di te stesso? Questo è un processo che non avviene dall'oggi al domani. Ci vuole molto tempo, impegno, pazienza e compassione per raggiungere un luogo in cui puoi sinceramente dire che ami e accetti te stesso per quello che sei.

Ecco alcuni modi per aiutarti a raggiungere questo obiettivo:

➤ Rafforza il tuo sistema di supporto

Se vuoi portare più positività nella tua vita, hai bisogno di un forte sistema di supporto. Il tuo sistema di supporto è composto da persone che ti amano, ti accettano e saranno lì per te nei momenti di dubbio e tribolazione. Resta in contatto con queste persone per assicurarti che le tue relazioni non svaniscano.

➤ Impara come alleviare le tue paure

Il modo migliore per farlo è saperne di più su di loro. Ad esempio, se soffri di una condizione medica e hai paura di come questo potrebbe influenzare la tua vita, cerca di imparare il più possibile al riguardo sia dal tuo medico che dalla tua ricerca. Più impari, meno avrai paura dell'incertezza di ciò che potrà accadere.

➤ Continua a muoverti per ridurre l'ansia e migliorare il tuo umore

Rimanere fisicamente attivi è importante, soprattutto quando trovi attività che ti piacciono davvero. Abbiamo sperimentato i benefici fisici e mentali dell'attività fisica, ma ci sono anche benefici sociali ed emotivi in questo. Quando continui a muoverti, questo aiuta a ridurre la tua ansia e dà al tuo umore una spinta tanto necessaria.

➤ Fai sesso!

Parlando di attività piacevoli, fare sesso è un ottimo esempio. Quando fai sesso con qualcuno che ami e di cui ti fidi, questo livello di intimità aiuta a costruire la tua autostima e la tua fiducia. Ti fa sentire bene fisicamente e migliora anche la tua salute emotiva.

➤ Investire in un nuovo hobby o abilità

Imparare cose nuove o iniziare nuovi hobby può migliorare la tua vita.

Investire tempo nell'apprendimento di una nuova abilità o praticare un nuovo hobby ti fa sentire soddisfatto.

Più pratichi, più divertenti saranno queste abilità o hobby. Inizierai, quindi, a vedere un cambiamento nella tua autostima e nel modo in cui ti percepisci.

Il **segreto del bello**. Sei davvero sicuro di vederti come sei realmente? O questo dipende da come ti senti? Perché ci sono giorni in cui sei indulgente con te stesso e "quasi" ti piaci e giorni in cui ti trovi orribile? I giorni in cui ti piaci hai semplicemente permesso alla tua anima di illuminarti.

➤ Pratica lo yoga o la meditazione

Queste attività sono anche molto utili in termini di apprendimento dell'amor proprio, costruiscono la tua consapevolezza di sé che ti consente di concentrarti sui tuoi pensieri, sentimenti e bisogni. A parte questo, lo yoga e la meditazione sono anche ottimi antistress.

➤ Evita di annullarti troppo

È importante per te imparare a dire "no" una volta ogni tanto, soprattutto quando non puoi davvero affrontare tutto. Non c'è niente di sbagliato nel rifiutare richieste o inviti, assicurati solo di farlo in modo educato e positivo. Non dare per scontato che le persone provino sentimenti negativi nei tuoi confronti se non dici loro "sì" ogni volta.

Finché spieghi perché devi rifiutare, è probabile che capiranno la tua situazione e accetteranno il tuo rifiuto senza sentirsi male. Dai una possibilità agli altri, così non finirai per annullarti troppo.

➤ Impara a gestire correttamente il tuo tempo

Spesso potresti dimenticare di concentrarti o di dare la priorità a te stesso perché hai sempre la sensazione che non ci sia abbastanza tempo per fare tutto. Questo è particolarmente vero quando hai un lavoro quotidiano ed è particolarmente stressante. Per alleviare la tua situazione, cerca di imparare a gestire meglio il tuo tempo. Trova un programma che ti permetta di prenderti cura di te stesso pur essendo in grado di fare tutte le altre cose importanti che ti sono state assegnate.

Un programma di esempio che promuove l'amore per se stessi

L'amor proprio non deve essere solo un sogno. Come puoi vedere, ci sono diversi modi per coltivare l'amore e l'accettazione per te stesso. Allora, che aspetto ha un giorno nella vita dell'amor proprio?

Ecco un esempio di programma / routine che promuove l'amore per se stessi:

- Svegliati presto in modo da non dover affrettare tutta la mattinata.
- Esci per circa 5 minuti circa per respirare l'aria fresca, prova il calore del sole mattutino e apprezza il momento.
- Prenditi del tempo per fare stretching o meditare per circa 10 minuti. Puoi anche usare questo tempo per praticare esercizi di consapevolezza invece di meditazione o stretching.
- Riscalda la colazione che hai preparato e conservato in frigorifero per questa giornata.
- Guardati allo specchio, accarezzati e di' cose positive di fronte al tuo riflesso.

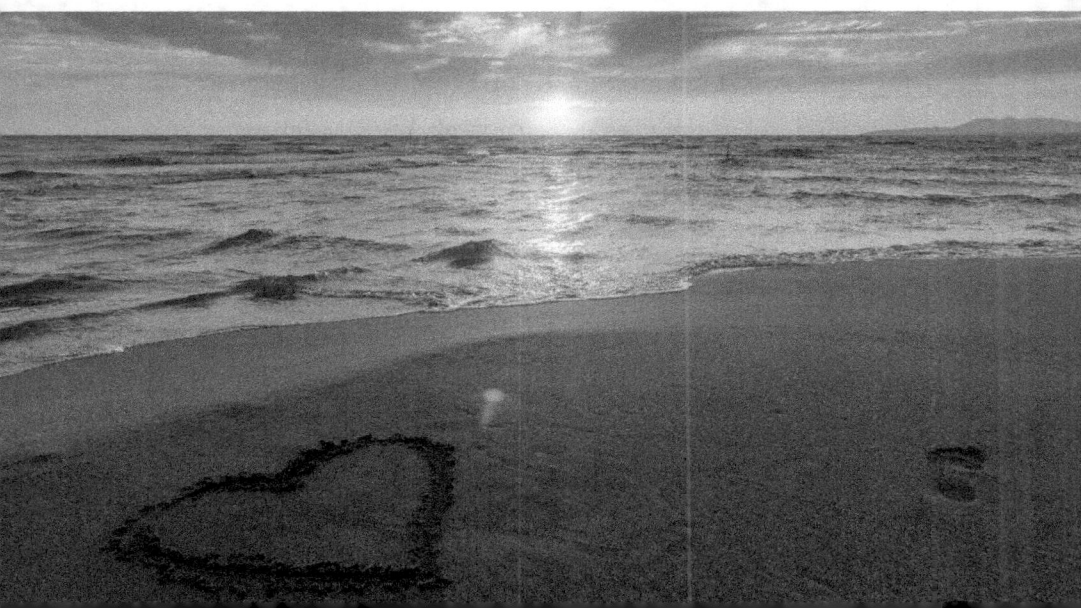

- Preparati per il lavoro. Non dimenticare di portare il pranzo per questo giorno e una bottiglia di acqua!
- Vai al lavoro a piedi se non è molto lontano. Se hai bisogno di guidare, parcheggia l'auto lontano dal tuo edificio in modo da poter camminare dal parcheggio al tuo posto di lavoro. Porta con te le cuffie per poter godere della tua musica preferita durante tragitto.
- Controlla tutte le attività che devi svolgere durante la giornata. Fai un elenco di tutte queste attività e disponile in base al livello di importanza.
- Di tanto in tanto, alzati e cammina per l'ufficio. Puoi anche intavolare conversazioni con i tuoi colleghi per rompere la monotonia.
- Non dimenticare di idratarti. Bevi spesso.
- Pranza. Riscalda il pasto al sacco che hai portato con te. Parla con i tuoi compagni di lavoro mentre mangi. Condividi storie, esperienze e risate.
- Torna al lavoro. Continua con l'elenco delle attività che hai creato quando sei entrato.
- Esci e cammina verso la macchina o casa.
- Cena con la tua famiglia o con i tuoi amici (valgono anche gli amici a 4 zampe, anzi, sono degli ottimi compagni con cui condividere tempo prezioso).
- Fai qualcosa solo per te, come leggere un libro o fare un bagno caldo con candele.
- Inizia la tua routine di rilassamento prima di andare a dormire.
- Vai a dormire a un'ora ragionevole per un riposo rigenerante.

Questo è un programma di esempio che potresti adottare. Come puoi vedere, molte delle attività coinvolgono modi su come puoi promuovere l'amor proprio, dal mangiare pasti sani, rimanere idratati, interagire con gli altri, fare attività fisica e altro ancora. Ci sono molti modi per affrontare la tua vita quotidiana pur continuando a prenderti cura di te stesso.

Puoi anche inventare il tuo programma e non deve essere lo stesso ogni giorno, apporta modifiche se necessario e cambia la tua routine per mantenere le cose interessanti.

ARIANNA GORELLI & FRANCESCA TACCONI

Un esempio di programma alimentare per accompagnare la tua giornata

Ora che hai un'idea migliore di un programma con cui puoi lavorare, diamo un'occhiata a un piano alimentare di esempio da abbinare al programma di esempio precedente. Ricorda che puoi preparare tutti i tuoi pasti anche prima dell'inizio della settimana. Questo ti rende più facile mangiare regolarmente poiché tutto ciò che devi fare è riscaldare i pasti che hai pianificato e preparato. Ecco un esempio di programma alimentare per te:

Colazione:

- Pancakes con crema di formaggio, burro e sciroppo (senza zucchero)
- Caffè, panna e dolcificante (senza carboidrati)
- Salsiccia per colazione (senza zucchero) o pancetta

Pranzo

- Frittelle con crema di formaggio con prosciutto, formaggio, maionese e spinaci o rucola

Spuntini

- 2-3 pezzi di formaggio a pasta filata o mezzo avocado cosparsi di sale e pepe
- Frutta, yogurt, pane olio e sale

Cena

- Petto di pollo in salsa di pomodoro
- Gambi di sedano
- Pane

Dessert (facoltativo)

- 1 porzione di tartufi al cioccolato o mousse al cioccolato

- Questo è solo un esempio di programma alimentare. I pasti che consumerai ogni giorno dipenderanno da ciò che hai pianificato per la settimana e da eventuali intolleranze/allergie.

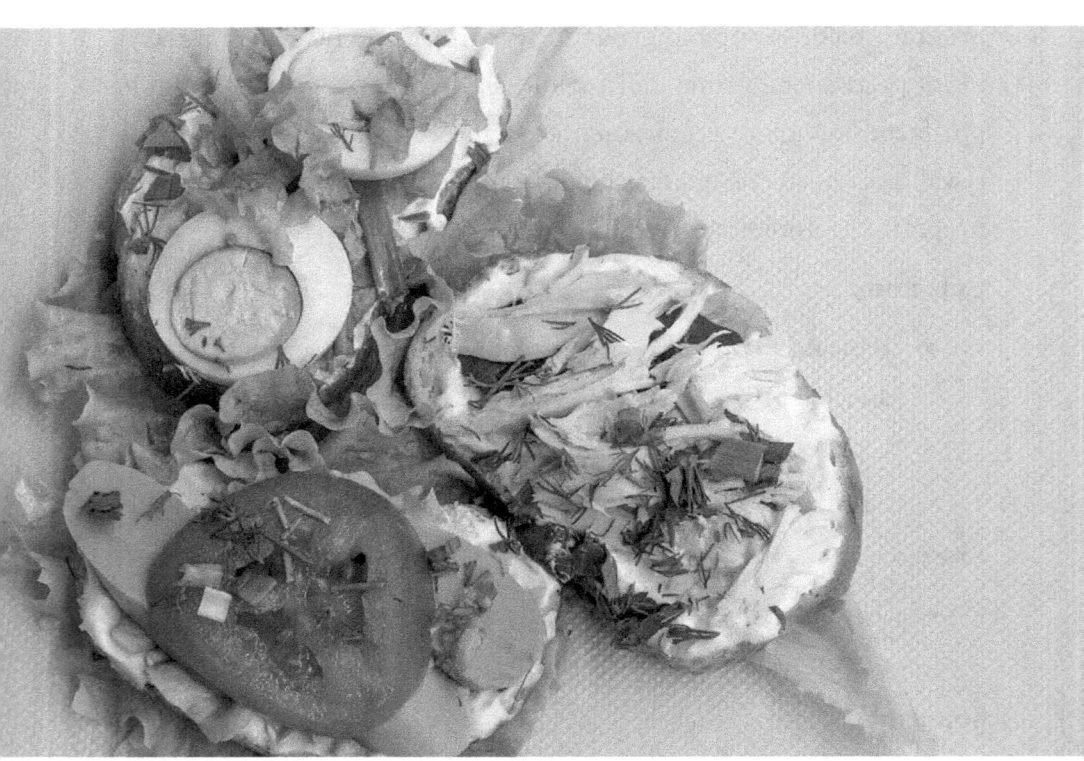

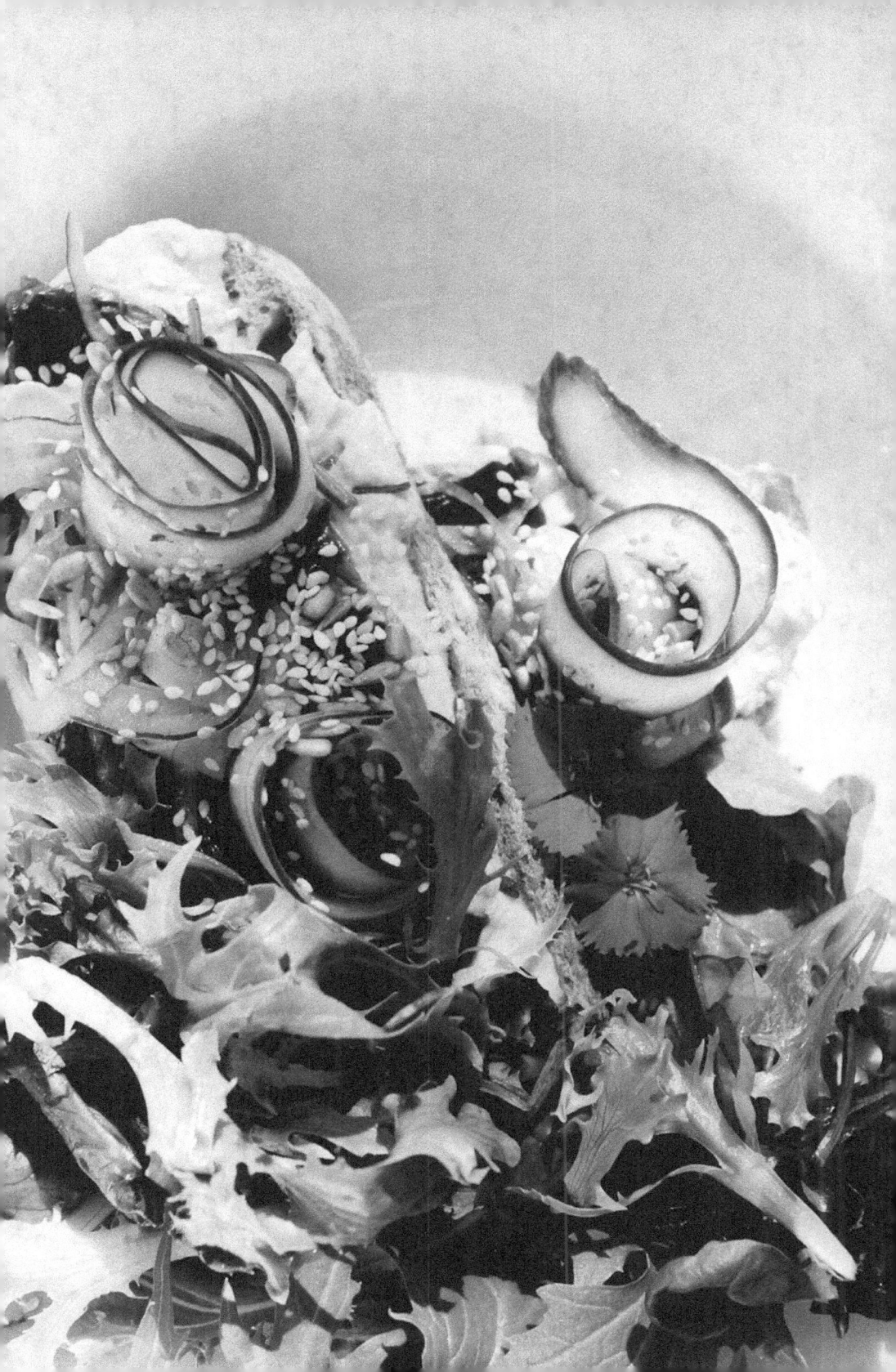

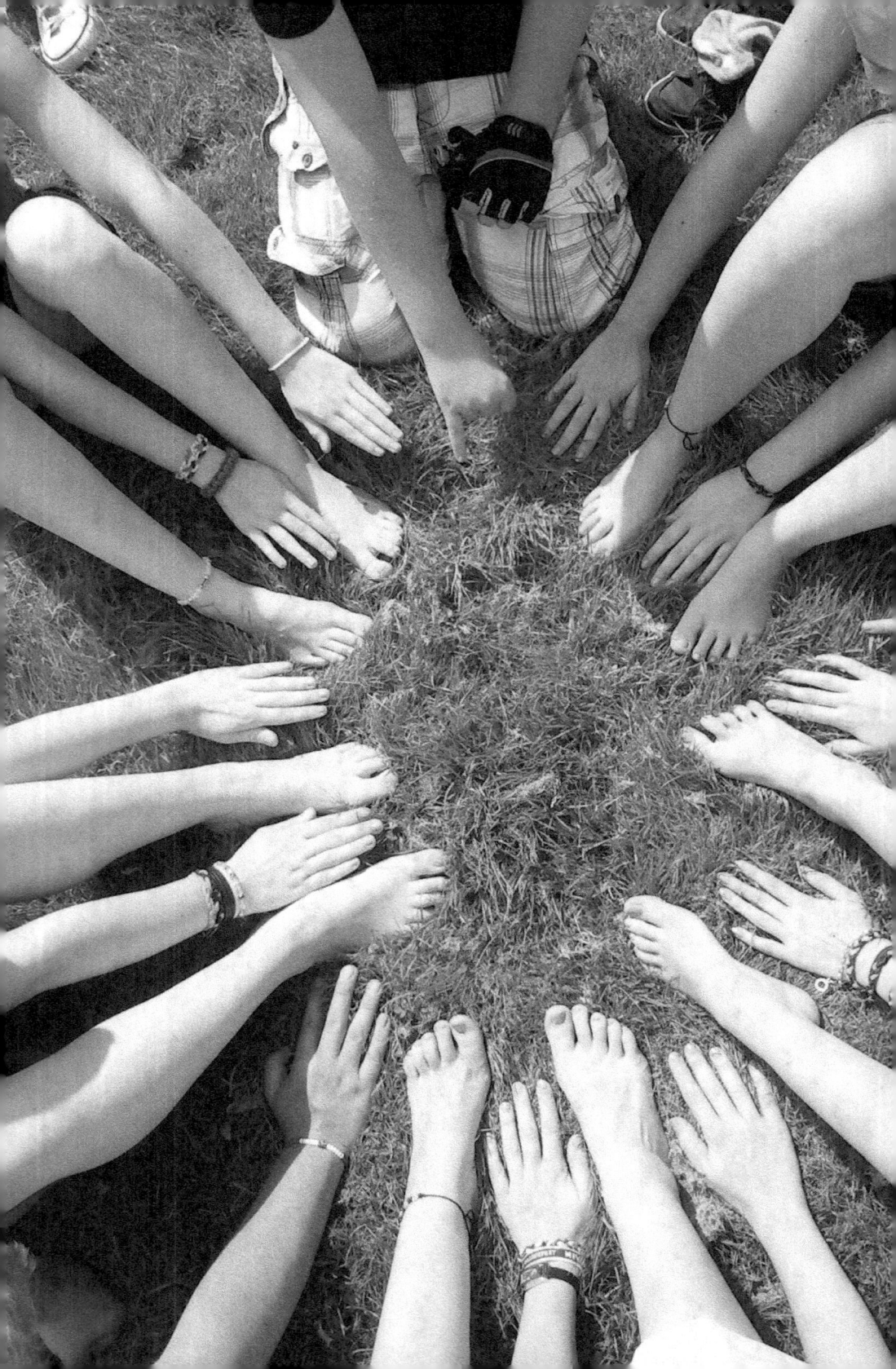

CONCLUSIONE

È ora di iniziare a cambiare la tua vita! Adesso tocca a te!

Ecco qua! Una guida breve ma completa per aiutarti a imparare ad amare il tuo corpo e tutto il resto di te. In questo libro, abbiamo analizzato alcuni segreti intelligenti per aiutarti a reinventare la tua vita, cambiare il tuo corpo e migliorare la tua mente. Questo è ciò che ho fatto io per cambiare la mia vita.

In principio non credevo a nulla. Affetta da Fibromialgia, ho semplicemente provato l'ennesimo percorso. Poi, a poco a poco, tutto è cambiato!

Come avrai notato, tutte le cose che abbiamo trattato si concentrano su di te. Adesso non sono io la protagonista, sei tu.

Non sempre sarà semplice, ma ce la farai perché meriti amore e rispetto.

Come puoi iniziare il tuo viaggio, come puoi mantenerti motivato e come puoi imparare ad amare e accettare chi sei e il corpo che hai?

Ricorda sempre che puoi farlo! Finché stabilisci obiettivi, fai piani e fai tutto il necessario per costruire la tua autostima e il tuo processo di rigenerazione. Inizia in piccolo e procedi gradualmente verso i tuoi obiettivi e ti assicuro che diventerai grande!

Più sarai in grado di raggiungere i tuoi obiettivi a breve termine, più sarai ispirato.

E se mi seguirai, vedrai che il tuo amore per il tuo corpo e te stesso sarà cresciuto in modo significativo da quando hai iniziato questo viaggio di auto-miglioramento.

In bocca al lupo! Io sono con te!
E RICORDA UN'ULTIMA COSA... VIVI!

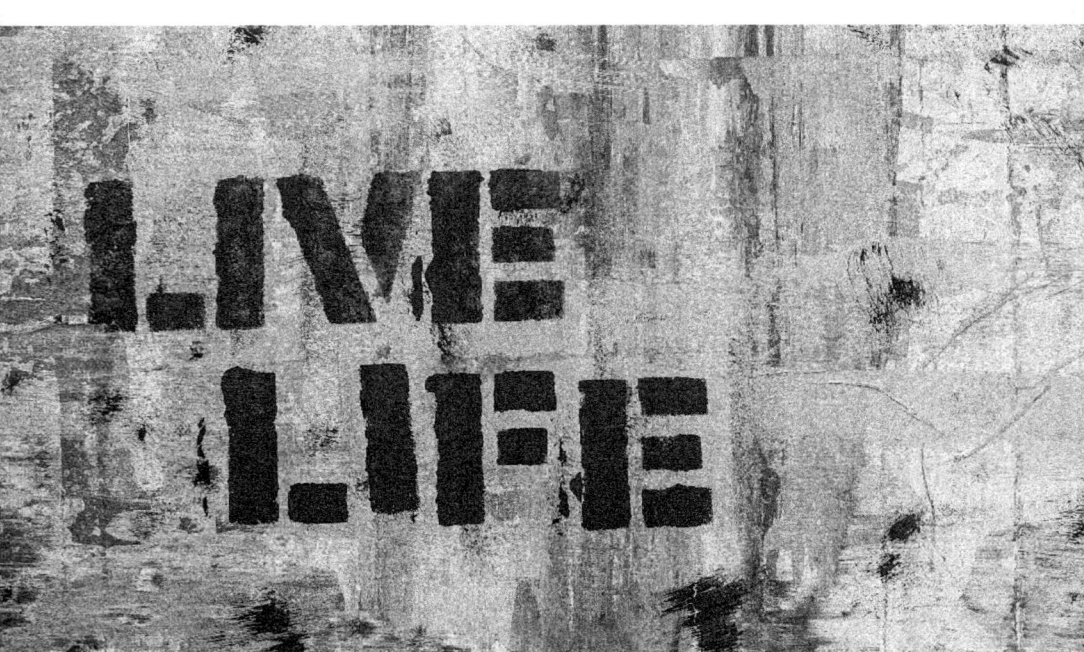

GRAZIE PER AVER ACQUISTATO QUESTO LIBRO!

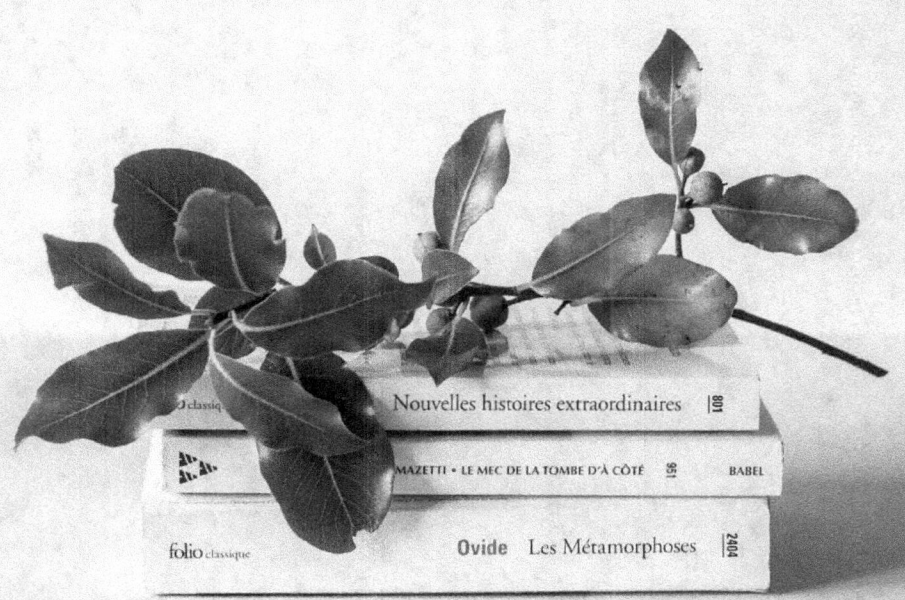

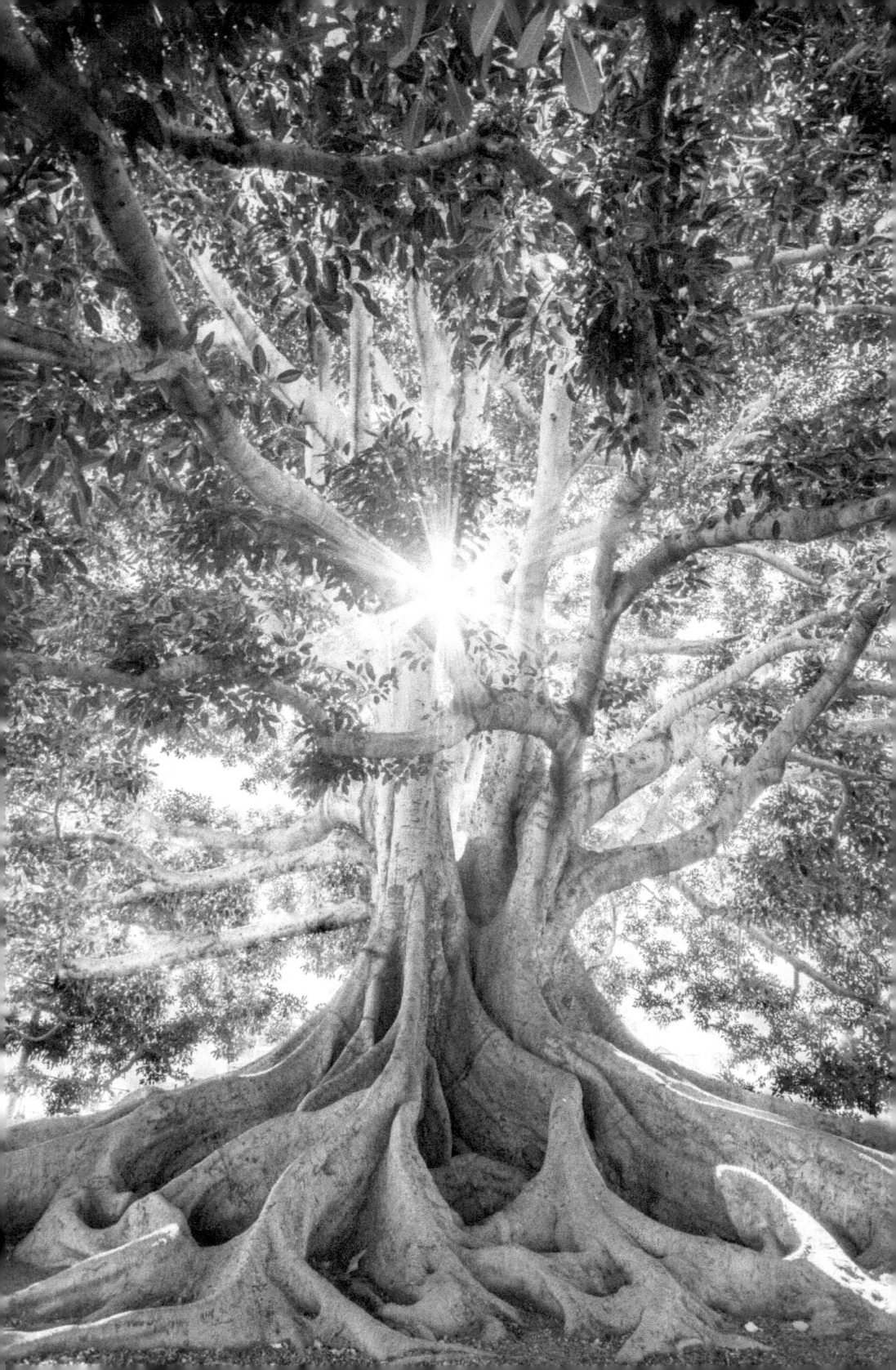

BIBLIOGRAFIA

Manuale diagnostico e statistico dei disturbi mentali (DSM-5®)
    https://www.eafit.edu.co/ninos/reddelaspreguntas/Documents/dsm-v-guia-consulta-manual-diagnostico-estadistico-trastornos-mentales.pdf

5 passaggi per avviare un programma di fitness. (2018).

Estratto da **https://www.mayoclinic.org/healthy-lifestyle/fitness/in-depth/fitness/art-20048269**

5 modi comprovati per costruire la fiducia in se stessi e prendere la vita a testa alta: motivazione impavida. (2018).

Estratto da **https://www.fearlessmotivation.com/2017/08/28/9318/**

10 semplici trucchi per diventare un genio della pianificazione dei pasti. (2016). Estratto da **https://www.lifeasastrawberry.com/meal-planning-genius/**

10 CONSIGLI PER MOTIVARTI A VIVERE UNO STILE DI VITA SANO. (2018). Estratto da **http://promiseorpay.com/blog/10-tips-to-motivate-yourself-to-live-a-healthy-lifestyle/**

15 consigli utili per fermare le abbuffate. (2019).

Estratto da **https://www.healthline.com/nutrition/how-to-stop-binge-eating#section15**

23 modi efficaci per fermare l'eccesso di cibo. (2019).

Estratto da **https://www.healthline.com/nutrition/how-to-stop-overeating**

Cheek, E. La relazione tra motivazione, fiducia in se stessi e ansia - Il principale sito web di psicologia dello sport del Regno Unito. (2019).

Estratto da **https://believeperform.com/performance/the-relationship-between-motivation-self-confidence-and-anxiety/**

Crichton-Stuart, C. I 10 principali vantaggi del mangiare sano. (2018).

Estratto da **https://www.medicalnewstoday.com/articles/322268.php**

Dave, C. Benefici fisici e mentali dell'esercizio. (2016).

Recuperato da **https://www.huffpost.com/entry/mental-and-physical-benefits-of-exercise"57d6341be4b0f831f70722f8**

Davis, T. Self-Care: 12 modi per prendersi cura di se stessi meglio. (2018).

Estratto da **https://www.psychologytoday.com/us/blog/click-here-happiness/201812/self-care-12-ways-take-better-care-yourself**

McCarthy, M. Come l'inserimento nel diario può aumentare la tua fiducia in te stesso. (2019).

Estratto da **https://www.mindbodygreen.com/0-5139/How-Journaling-Can-Boost-Your-SelfConfidence.html**

Morin, A. 5 modi per iniziare a rafforzare la tua fiducia in te stesso oggi. (2019).

Estratto da **https://www.verywellmind.com/how-to-boost-your-self-confidence-4163098**

Orenstein, B. 10 modi per aumentare la tua salute emotiva migliorando la tua autostima. (2017).

Estratto da **https://www.everydayhealth.com/emotional-health/10-ways-to-boost-emotional-health.aspx**

Attività fisica: mantenersi motivati | Nutrizione Australia. (2019).

Estratto da

http://www.nutritionaustralia.org/national/resource/physical-activity-keeping-motivated

Rosenberg, M. Cosa fare e cosa non fare per la cura di sé | Bella Grace Magazine. (2019).

Estratto da **https://bellagracemagazine.com/blog/the-dos-and-donts-of-self-care/**

Autostima e motivazione: la gerarchia dei bisogni di Maslow. (2017).

Estratto da

https://www.psychologynoteshq.com/maslowhierarchyofneeds/

I 4 errori del sottoalimentazione - e come superare questo pensiero negativo - Leanness Lifestyle University. (2019).

Estratto da **https://lluniversity.com/the-4-fallacies-of-undereating-and-how-to-overcome-this-negative-thinking/**

Le cose da fare e da non fare per la cura di sé - Moda universitaria. (2018).

Estratto da **https://www.collegefashion.net/college-life/self-care-dos-and-donts/**

L'importanza della pianificazione dei pasti: 3 motivi per pianificare i pasti settimanalmente. (2019).

Estratto da **https://projectmealplan.com/importance-of-meal-planning/**

I 10 migliori benefici per la salute della cucina casalinga. (2016).

Estratto da **https://www.healthfitnessrevolution.com/top-10-health-benefits-cooking-home/**

Valente, L. 7 consigli per un'alimentazione pulita. (2019).

Estratto da **http://www.eatingwell.com/article/78846/7-tips-for-clean-eating/**

Wagner, G. 25 modi per trovare il tempo per il fitness. (2011).

Estratto da **https://experiencelife.com/article/25-ways-to-make-time-for-fitness/**

Zelman, K. 10 consigli per una spesa salutare. (2019).

Estratto da **https://www.webmd.com/food-recipes/features/10-tips-for-healthy-grocery-shopping#1**

Zeratsky, K. Mangiare pulito è più che lavarsi le mani. (2019).

Estratto da **https://www.mayoclinic.org/healthy-lifestyle/nutrition-and-healthy-eating/expert-answers/clean-eating/faq-20336262**

www.ingramcontent.com/pod-product-compliance
Lightning Source LLC
Chambersburg PA
CBHW070917080526
44589CB00013B/1338